Maria Christina Moroder

Enfermedades raras de los gatos

Diagnóstico y terapia

bup

Maria Christina Moroder
Enfermedades raras de los gatos
Diagnóstico y terapia

ISBN 978-3-69035-366-3

Número de pedido: 1915
También disponible como libro electrónico (978-3-69035-378-6)

© Bremen University Press, 2025.
El manuscrito no puede ser utilizado ni total ni parcialmente sin el consentimiento previo por escrito del editor.

Bremen University Press
Fahrenheitstr. 11
28359 Bremen

bup@bremenuniversitypress.com
www.bremenuniversitypress.com

Maria Christina Moroder

Enfermedades raras de los gatos

Diagnóstico y terapia

Visión general

PRÓLOGO		9
1.	INTRODUCCIÓN	12
2.	DIAGNÓSTICO DE ENFERMEDADES RARAS DE LOS GATOS	26
3.	ENFERMEDADES GENÉTICAS Y HEREDITARIAS	46
4.	ENFERMEDADES INFECCIOSAS RARAS	63
5.	ENFERMEDADES NEUROLÓGICAS	83
6.	ENFERMEDADES HORMONALES Y METABÓLICAS	93
7.	ENFERMEDADES AUTOINMUNES Y DEL SISTEMA INMUNITARIO	101
8.	ENFERMEDADES CUTÁNEAS Y TUMORALES RARAS	108
9.	ENFERMEDADES RESPIRATORIAS Y PULMONARES	114
10.	ENFERMEDADES CARDIOVASCULARES	118
11.	ENFERMEDADES GASTROINTESTINALES Y HEPÁTICAS	122
12.	ENFERMEDADES NEFROLÓGICAS Y UROLÓGICAS	126
13.	ENFERMEDADES RELACIONADAS CON EL MEDIO AMBIENTE Y LAS TOXINAS	130

14.	ENFOQUES TERAPÉUTICOS PARA ENFERMEDADES RARAS	134
15.	EL FUTURO DEL DIAGNÓSTICO Y TRATAMIENTO DE LAS ENFERMEDADES FELINAS RARAS	141

GLOSARIO   145

Índice

PRÓLOGO		9
1.	**INTRODUCCIÓN**	12
1.1	Importancia de las enfermedades raras de los gatos	12
1.2	Por qué es difícil diagnosticar las enfermedades raras	15
1.3	Avances en medicina veterinaria y diagnóstico	18
1.4	Visión general de las enfermedades genéticas, infecciosas y sistémicas	22
2.	**DIAGNÓSTICO DE ENFERMEDADES RARAS DE LOS GATOS**	26
2.1	Métodos de examen clínico	26
2.2	Procedimientos de diagnóstico por imagen	28
2.3	Diagnósticos de laboratorio (hemograma, bioquímica, análisis hormonales)	32
2.4	Pruebas genéticas y su aplicación	36
2.5	Histopatología y biopsias	39
2.6	Diagnóstico diferencial de las enfermedades raras	42
3.	**ENFERMEDADES GENÉTICAS Y HEREDITARIAS**	46
3.1	Enfermedades por almacenamiento lisosómico	46
3.2	Síndrome de Chediak-Higashi	49
3.3	Isoeritrolisis neonatal (incompatibilidad de grupo sanguíneo)	52
3.4	Lupus eritematoso sistémico felino	55
3.5	Miopatías y enfermedades musculares hereditarias	59
4.	**ENFERMEDADES INFECCIOSAS RARAS**	63
4.1	Peritonitis infecciosa felina (formas atípicas)	63
4.2	Histoplasmosis y otras infecciones fúngicas raras	66
4.3	Bartonelosis	69

4.4	Rickettsiosis y enfermedades bacterianas raras	73
4.5	Parvovirus felino	76
4.6	Encefalopatía espongiforme bovina (comparable a la EEB)	79
5.	ENFERMEDADES NEUROLÓGICAS	83
5.1	Disautonomía felina (síndrome de Key-Gaskell)	83
5.2	Neuropatía idiopática del trigémino	86
5.3	Hiperekplexia felina (enfermedad del sobresalto)	89
6.	ENFERMEDADES HORMONALES Y METABÓLICAS	93
6.1	Diabetes insípida felina	93
6.2	Enfermedad de Addison (insuficiencia cortical suprarrenal)	96
7.	ENFERMEDADES AUTOINMUNES Y DEL SISTEMA INMUNITARIO	101
7.1	Lupus eritematoso sistémico felino	101
7.2	Complejo de granuloma eosinofílico (formas raras)	104
8.	ENFERMEDADES CUTÁNEAS Y TUMORALES RARAS	108
8.1	Linfomas epiteliotrópicos de células T felinos	108
8.2	Tumores de mastocitos en gatos (variantes raras y agresivas)	111
9.	ENFERMEDADES RESPIRATORIAS Y PULMONARES	114
9.1	Neumonía proliferativa y necrotizante felina	114
10.	ENFERMEDADES CARDIOVASCULARES	118
10.1	Formas atípicas de miocardiopatía hipertrófica	118
11.	ENFERMEDADES GASTROINTESTINALES Y HEPÁTICAS	122
11.1	Enfermedades inflamatorias intestinales crónicas (formas extremas)	122

12.	ENFERMEDADES NEFROLÓGICAS Y UROLÓGICAS	126
12.1	Enfermedades renales congénitas	126
13.	ENFERMEDADES RELACIONADAS CON EL MEDIO AMBIENTE Y LAS TOXINAS	130
13.1	Intoxicación por metales pesados	130
14.	ENFOQUES TERAPÉUTICOS PARA ENFERMEDADES RARAS	134
14.1	Terapias estándar frente a experimentales.	134
14.2	Terapia génica: futuras oportunidades para la medicina felina	136
15.	EL FUTURO DEL DIAGNÓSTICO Y TRATAMIENTO DE LAS ENFERMEDADES FELINAS RARAS	141
15.1	Avances en genética y medicina personalizada	141
GLOSARIO		145

Prólogo

La enfermedad de un gato puede ser un gran problema para los propietarios por varias razones. Un factor clave es que muchas enfermedades presentan síntomas similares o inespecíficos. Un gato que se retrae, no come o vomita puede padecer diversos problemas, desde un simple malestar estomacal a una infección, pasando por enfermedades crónicas graves como insuficiencia renal o cáncer. Por ello, a menudo resulta difícil para el propietario juzgar en una fase temprana si se trata de una dolencia inofensiva o de una enfermedad grave.

Además, los gatos son muy hábiles para ocultar el dolor y el malestar. En la naturaleza, esto les protege de los depredadores, pero para sus dueños a menudo significa que las enfermedades sólo se detectan cuando ya están avanzadas. Esto puede hacer que se pierda un tiempo valioso cuando un diagnóstico y un tratamiento precoces habrían sido más fáciles o prometedores. El llamado "tanteo en la oscuridad" es un gran reto para muchos propietarios de gatos, ya que a menudo tienen que prestar atención a pequeños cambios de comportamiento que sólo indican un problema en su conjunto.

Otro problema es el tiempo que tarda el animal en responder al tratamiento. Los gatos son criaturas muy individuales, e incluso una vez realizado el diagnóstico e iniciado el tratamiento, puede pasar tiempo hasta que se produzca una mejoría, si es que ésta es perceptible.

Algunas enfermedades, como la insuficiencia renal crónica o la diabetes, requieren un ajuste permanente del tratamiento, lo que dificulta aún más la situación. Sobre todo en el caso de las enfermedades insidiosas, es difícil evaluar si una terapia está funcionando realmente o si son necesarios nuevos ajustes.

Además, la administración de la medicación es un reto importante para muchos propietarios, ya que los gatos no siempre cooperan. Muchos medicamentos deben administrarse con regularidad, lo que puede resultar estresante tanto para el animal como para el propietario. Por ejemplo, si un gato rechaza los comprimidos o vomita tras su administración, no queda claro si la medicación está funcionando realmente o si es necesario encontrar una forma alternativa de tratamiento.

Otro problema es que las visitas al veterinario suelen ser muy estresantes para los gatos. El viaje hasta el lugar, el entorno desconocido y el contacto con extraños pueden hacer que los síntomas se intensifiquen por el estrés o que el animal apenas pueda ser examinado por el veterinario. Esto no sólo dificulta el diagnóstico, sino que también complica los exámenes y controles de seguimiento.

Todos estos factores combinados convierten la enfermedad de un gato en un gran reto para los propietarios . La incertidumbre sobre la causa exacta, el efecto a menudo lento o ambiguo de los tratamientos, la dificultad para observar los síntomas y la administración problemática de la medicación convierten el cuidado de un animal enfermo en una tarea angustiosa. No sólo requiere paciencia, sino también una estrecha colaboración con el veterinario y, a menudo, una buena dosis de intuición para interpretar correctamente y reaccionar ante los más mínimos cambios.

Este libro pretende ayudar a garantizar que las enfermedades felinas raras, que a menudo no se reconocen inmediatamente, se tengan más en cuenta a la hora de hacer un diagnóstico. Esto debería permitir un diagnóstico diferencial más preciso y promover un tratamiento más específico y eficaz.

Bolzano, enero de 2025 El autor

1. Introducción

1.1 Importancia de las enfermedades raras de los gatos

Las enfermedades raras de los gatos suponen un reto especial para los veterinarios y los propietarios de gatos, ya que a menudo sólo se reconocen en una fase avanzada. Uno de los motivos es que muchas de estas enfermedades sólo se han descrito o documentado de forma esporádica y, por tanto, no se incluyen inmediatamente en las consideraciones diagnósticas. Además, los síntomas pueden ser inespecíficos o confundirse con enfermedades más comunes, lo que dificulta su identificación precoz. Esto aumenta el riesgo de que el gato afectado no reciba un tratamiento oportuno o adecuado, lo que puede conducir a un deterioro de su salud.

Las enfermedades de los gatos se consideran raras si sólo se dan en una proporción muy pequeña de la población felina o son difíciles de diagnosticar. Algunas enfermedades pasan desapercibidas porque tienen síntomas inusuales o inespecíficos y se confunden fácilmente con afecciones más comunes. Otras son genéticas y sólo afectan a determinadas razas, por lo que son raras en la población felina general. Las enfermedades nuevas o poco investigadas también entran en esta categoría, ya que se han identificado recientemente o aún no están suficientemente documentadas. En algunos casos, la rareza de una enfermedad se debe a que las posibilidades de diagnóstico son limitadas y, por tanto, no se reconoce como una enfermedad por derecho propio.

Un aspecto clave de las enfermedades raras de los gatos es su patogenia, a menudo compleja. Muchas de estas enfermedades tienen causas genéticas, infecciosas o autoinmunológicas que aún no se han investigado a fondo. En algunos casos, intervienen factores ambientales, cuya influencia es difícil de demostrar. Como las enfermedades raras sólo se dan en un número limitado de casos, a menudo no se dispone de datos suficientes, lo que dificulta aún más el diagnóstico y el tratamiento. La investigación y los estudios veterinarios se centran principalmente en enfermedades muy extendidas, lo que significa que a menudo no se dispone de protocolos de tratamiento basados en pruebas para las enfermedades raras. Como resultado, los veterinarios tienen que basarse en informes de casos, cuadros clínicos comparables o enfoques experimentales para el tratamiento.

La importancia de las enfermedades raras de los gatos radica no sólo en el reto de diagnosticarlas y tratarlas, sino también en su posible impacto en la población felina en su conjunto.

Algunas de estas enfermedades podrían darse con mayor frecuencia en determinadas líneas de cría e indicar predisposiciones genéticas. En estos casos, es necesaria una estrecha colaboración entre veterinarios, genetistas y criadores para minimizar los riesgos sanitarios a largo plazo. Además, algunas enfermedades infecciosas raras albergan un potencial zoonótico que puede ser relevante no sólo para los gatos, sino también para los humanos. La identificación temprana de estos patógenos podría ayudar a evitar la transmisión y a tomar medidas preventivas.

Los propietarios de gatos se enfrentan al reto de reconocer los signos sutiles de una enfermedad rara en su mascota y tomarlos en serio. La mayoría de los propietarios están familiarizados con los síntomas de las enfermedades comunes de los gatos, por lo que los síntomas inespecíficos o inusuales no se asocian inicialmente con una enfermedad rara. Esto lleva a menudo a retrasar las visitas al veterinario o a utilizar remedios caseros ineficaces. Para contrarrestar este problema, es importante una educación exhaustiva. Las campañas de información, la formación veterinaria y una mejor interconexión entre las clínicas veterinarias especializadas y los veterinarios generales pueden ayudar a concienciar sobre las enfermedades raras de los gatos.

La creciente disponibilidad de métodos de diagnóstico modernos, como pruebas genéticas, técnicas de imagen y análisis de laboratorio especializados, abre nuevas posibilidades para la detección precoz de enfermedades felinas raras. Sin embargo, el reto sigue siendo utilizar estas tecnologías de forma exhaustiva y rentable. Muchos de estos métodos están asociados a elevados costes financieros, que no todos los propietarios de gatos pueden o quieren asumir. Por lo tanto, se necesitan estrategias para que las opciones diagnósticas y terapéuticas sean accesibles a un sector más amplio de la población.

El estudio de las enfermedades felinas raras es de gran importancia por varias razones. Además de mejorar las opciones de tratamiento individual para los animales afectados, ofrece la oportunidad de ampliar la comprensión general de las enfermedades felinas e investigar posibles paralelismos con enfermedades humanas raras. A largo plazo, este enfoque interdisciplinar podría suponer un avance tanto en la medicina veterinaria como en la humana. Sólo a través de una investigación intensiva, una concienciación específica y una mejor colaboración dentro de la comunidad veterinaria será posible reconocer antes las enfermedades felinas raras y tratarlas más eficazmente.

1.2 Por qué es difícil diagnosticar las enfermedades raras

Las enfermedades raras de los gatos suponen un reto especial para veterinarios y propietarios, ya que a menudo son difíciles de diagnosticar. Esto se debe principalmente a la complejidad de los síntomas, que a menudo son inespecíficos o sólo se manifiestan en una fase tardía. Además, muchas de estas enfermedades no están suficientemente investigadas, lo que dificulta aún más el diagnóstico.

Un problema clave en la identificación de enfermedades raras es que muchos síntomas son los mismos que los de enfermedades más comunes. Por ejemplo, la fatiga crónica, la pérdida de apetito o la pérdida de peso pueden deberse a diversas causas, como trastornos metabólicos , infecciones o incluso procesos neoplásicos. Como estos signos apuntan inicialmente a enfermedades más generales, las enfermedades raras sólo suelen tenerse en cuenta cuando los métodos de diagnóstico estándar no ofrecen resultados claros o cuando la terapia estándar no tiene el efecto esperado. En muchos casos, esto conduce a un retraso en el diagnóstico, que puede repercutir negativamente en el pronóstico de los animales afectados.

Otro obstáculo es que muchas enfermedades raras se desarrollan gradualmente y no causan síntomas evidentes durante un largo periodo de tiempo. En estos casos, los cambios iniciales sutiles en el comportamiento o el aspecto del gato pueden pasarse por alto fácilmente o interpretarse erróneamente como adaptaciones relacionadas con la edad. Esto es especialmente cierto en el caso de enfermedades que afectan al sistema inmunitario, al sistema nervioso o a los procesos endocrinos. Además, los gatos son expertos en ocultar los signos de enfermedad, lo que dificulta aún más la detección precoz. Se trata de una estrategia evolutiva que sirve para evitar mostrar debilidad abiertamente para no convertirse en presa fácil de los depredadores.

Otro problema surge de las limitadas posibilidades de diagnóstico. Mientras que para las enfermedades comunes se dispone de procedimientos de prueba normalizados, para las enfermedades raras suelen faltar pruebas de laboratorio o procedimientos de imagen específicos que permitan una identificación clara. Muchas enfermedades raras sólo pueden diagnosticarse descartando otras causas más comunes, lo que obliga a largas investigaciones. Incluso cuando existen pruebas específicas, no siempre son fáciles de conseguir, por lo que los animales afectados pueden tener que ser remitidos a clínicas veterinarias especializadas.

El componente genético desempeña un papel decisivo en muchas enfermedades raras, lo que dificulta aún más el diagnóstico. Algunas enfermedades sólo se dan en determinadas razas o requieren una predisposición genética que no siempre es claramente detectable. Mientras que las pruebas genéticas forman parte cada vez más del repertorio estándar de la medicina humana, en la práctica veterinaria dichas pruebas suelen asociarse a costes elevados o sólo están disponibles para un número limitado de enfermedades. Aunque la investigación en este campo está progresando, puede pasar algún tiempo antes de que los procedimientos de diagnóstico apropiados estén disponibles para su uso generalizado.

La falta de datos epidemiológicos exhaustivos también supone un reto. Dado que, por definición, las enfermedades raras sólo afectan a una pequeña proporción de la población felina, a menudo no existen estadísticas fiables sobre su frecuencia, prevalencia o evolución típica de la enfermedad. Esto no sólo dificulta el diagnóstico, sino también la planificación del tratamiento. Sin datos sólidos, el tratamiento a menudo sigue siendo experimental, ya que no existen protocolos terapéuticos probados. Esto puede llevar a que los intentos de tratamiento se basen en la experiencia con enfermedades similares pero no idénticas, lo que hace que el éxito de la terapia sea incierto.

La combinación de síntomas inespecíficos, progresión insidiosa, opciones de diagnóstico limitadas, complejidad genética y falta de datos epidemiológicos hace que el diagnóstico de enfermedades raras en gatos sea una tarea difícil. Los avances en la investigación veterinaria, particularmente en los campos de la genética, el diagnóstico de laboratorio y las técnicas de imagen, podrían ayudar a superar estos retos en el futuro y mejorar la detección y el tratamiento de las enfermedades raras. Hasta entonces, sin embargo, sigue siendo un gran reto identificar a los animales afectados en una fase temprana y proporcionarles una terapia específica.

1.3 Avances en medicina veterinaria y diagnóstico

En los últimos años, los avances en medicina veterinaria y diagnóstico han contribuido significativamente a mejorar la identificación de enfermedades felinas raras. En particular, los cambios tecnológicos en los campos de la genética, las técnicas de imagen y la inteligencia artificial han ampliado las posibilidades de identificar y diferenciar patrones de enfermedades complejas. Estos avances permiten un diagnóstico más precoz y preciso, lo que a su vez favorece una terapia más específica y un mejor pronóstico para los animales afectados.

La genética se ha convertido en un componente central de la investigación veterinaria, sobre todo en lo que respecta a las enfermedades hereditarias raras. Los avances en la tecnología de secuenciación permiten identificar predisposiciones genéticas a determinadas enfermedades incluso antes de que aparezcan los síntomas clínicos. Gracias a la moderna secuenciación de alto rendimiento, es posible analizar de forma selectiva mutaciones genéticas individuales asociadas a enfermedades específicas. Esto es especialmente importante en el caso de los gatos de raza, en los que ciertas enfermedades hereditarias son más frecuentes. La identificación de los genes causantes de enfermedades no sólo permite un diagnóstico precoz, sino también estrategias de cría específicas para reducir la propagación de enfermedades genéticas en determinadas poblaciones. Además, los nuevos métodos de pruebas genéticas permiten un diagnóstico más exhaustivo de enfermedades poligenéticas complejas que antes eran difíciles de identificar. El desarrollo de biomarcadores genéticos podría hacer posible en el futuro diagnósticos aún más diferenciados, que permitan no sólo reconocer las enfermedades raras, sino también comprender mejor sus manifestaciones individuales.

Las técnicas de imagen también han progresado considerablemente en los últimos años, permitiendo una visualización más precisa de los procesos patológicos en los gatos. Las técnicas de alta resolución de la tomografía computerizada y la resonancia magnética permiten una visión detallada de las estructuras tisulares y los sistemas de órganos, lo que es especialmente importante en las enfermedades del sistema nervioso, los órganos internos o el sistema musculoesquelético. Los modernos procedimientos asistidos por agentes de contraste también permiten visualizar inflamaciones o formaciones tumorales que serían difíciles de detectar con los métodos convencionales. El desarrollo de la ecografía con sondas de alta frecuencia también ha mejorado el diagnóstico al permitir una visualización más detallada de estructuras pequeñas, lo que resulta especialmente importante cuando se examinan órganos como el páncreas o la glándula tiroides. Estas técnicas avanzadas de diagnóstico por imagen ayudan a identificar antes las enfermedades raras y a diferenciarlas de otras similares, lo que permite una planificación más precisa del tratamiento.

La aplicación de la inteligencia artificial a la medicina veterinaria abre nuevas perspectivas para el diagnóstico de enfermedades felinas raras. Los algoritmos avanzados de aprendizaje automático pueden analizar grandes volúmenes de datos clínicos, de laboratorio y de imágenes e identificar patrones difíciles de reconocer por el ojo humano. En el diagnóstico radiológico, en particular, se utilizan cada vez más sistemas asistidos por IA para identificar con gran precisión anomalías en imágenes de rayos X o resonancia magnética. Estos procedimientos de análisis automatizados permiten una evaluación más rápida y objetiva, lo que resulta especialmente ventajoso en el caso de enfermedades complejas o raras. Además, la inteligencia artificial se utiliza en análisis de laboratorio para reconocer cambios patológicos en imágenes de sangre o muestras de tejidos con un alto grado de precisión y compararlos con las bases de datos existentes. Esto mejora la fiabilidad del diagnóstico y permite identificar enfermedades raras en una fase más temprana.

Otro avance prometedor es la integración de big data y métodos de análisis asistidos por ordenador, que permiten analizar extensas bases de datos clínicos. Mediante la combinación de información genética, hallazgos de imagen y resultados de diagnóstico de laboratorio, se pueden desarrollar enfoques de diagnóstico personalizados que van más allá de los métodos de examen tradicionales. Estos sistemas basados en datos no solo facilitan el diagnóstico, sino también la identificación de nuevos patrones de enfermedad, lo que a largo plazo hará avanzar la investigación de enfermedades felinas raras.

El continuo desarrollo de estas tecnologías ofrece un gran potencial para la detección precoz, una diferenciación más precisa y un tratamiento más eficaz de las enfermedades felinas raras. Mientras que los métodos de pruebas genéticas son cada vez más específicos, las técnicas de imagen de última generación mejoran la visualización de los procesos patológicos, y la inteligencia artificial y el análisis computacional facilitan la identificación de patrones complejos. Estos avances están ayudando a superar los retos diagnósticos de las enfermedades raras y a mejorar de forma sostenible la atención veterinaria de los animales afectados.

1.4 Visión general de las enfermedades genéticas, infecciosas y sistémicas.

Las enfermedades raras de los gatos pueden dividirse en diferentes categorías según la causa y el mecanismo subyacente de la enfermedad.

Existe una diferenciación fundamental entre enfermedades genéticas, infecciosas y sistémicas, cada una de las cuales implica distintos procesos fisiopatológicos y retos diagnósticos. La clasificación precisa de una enfermedad en uno de estos grupos es esencial para el diagnóstico y el tratamiento específicos, ya que las causas, la evolución y el pronóstico pueden variar considerablemente.

Las enfermedades genéticas están causadas por mutaciones o cambios estructurales en el genoma y suelen afectar a razas de gatos específicas que son más susceptibles a determinadas enfermedades hereditarias debido a la cría selectiva. Muchas de estas enfermedades se manifiestan a una edad temprana o muestran una progresión gradual a lo largo de toda la vida del gato. Una de las enfermedades genéticas más conocidas es la poliquistosis renal , que es particularmente común en los gatos persas y conduce a un deterioro funcional gradual del órgano debido a la formación de múltiples quistes en los riñones . Otros ejemplos de enfermedades genéticas son las miocardiopatías hipertróficas , que provocan un engrosamiento del músculo cardiaco y son especialmente comunes en los gatos Maine Coon , así como enfermedades neurológicas como la enfermedad de la médula espinal (ECM).

que pueden provocar graves deficiencias motoras en determinadas razas. Como las enfermedades genéticas suelen ser incurables, la investigación veterinaria se centra cada vez más en medidas preventivas mediante pruebas genéticas y programas de cría selectiva para minimizar la propagación de estas enfermedades en la población felina.

Las enfermedades infecciosas también se encuentran entre las causas relevantes de cuadros clínicos raros, siendo muchas de estas infecciones causadas por virus, bacterias, hongos o parásitos. Mientras que algunas enfermedades infecciosas como la gripe felina o la peritonitis infecciosa felina son comparativamente comunes, también hay enfermedades infecciosas raras que a menudo sólo se reconocen en una fase avanzada. Entre ellas se encuentran las infecciones bacterianas o fúngicas atípicas, que afectan sobre todo a los animales inmunodeprimidos, así como las enfermedades causadas por cepas víricas raras que son difíciles de diagnosticar. Un ejemplo de enfermedad infecciosa rara es la histoplasmosis , una infección fúngica especialmente prevalente en determinadas regiones geográficas y que puede provocar problemas respiratorios crónicos, déficits neurológicos o reacciones inflamatorias sistémicas. Las enfermedades víricas exóticas, como el virus de la viruela bovina de los félidos, también pueden provocar graves daños en la piel y los órganos, que a menudo sólo pueden identificarse claramente tras un largo periodo de enfermedad. El reto de las enfermedades infecciosas es que muchos síntomas son inespecíficos y se solapan con otros cuadros clínicos, lo que dificulta un diagnóstico exacto y requiere pruebas de laboratorio específicas.

Las enfermedades sistémicas son otra categoría importante de enfermedades felinas raras y se caracterizan por el hecho de que afectan a varios sistemas de órganos y a menudo tienen una causa compleja y multifactorial. Estas enfermedades pueden estar causadas por disfunciones inmunológicas, trastornos metabólicos o procesos inflamatorios y requieren diagnósticos diferenciados para identificar la patogénesis subyacente. Una de las enfermedades sistémicas más importantes en los gatos es el lupus eritematoso sistémico , una enfermedad autoinmune , que puede atacar a varios órganos y provocar reacciones inflamatorias en la piel, las articulaciones, los riñones o el sistema nervioso . Las enfermedades endocrinas raras como el síndrome de hipoadrenocorticismo , que se caracteriza por la hipofunción de las glándulas suprarrenales , también entran en esta categoría y a menudo son difíciles de diagnosticar debido a sus síntomas inespecíficos. Las enfermedades metabólicas, como las enfermedades raras de almacenamiento lisosómico, causadas por defectos en el metabolismo celular y que provocan daños neurológicos progresivos, también son enfermedades sistémicas que a menudo se reconocen tarde. Como las enfermedades sistémicas suelen implicar una compleja interacción entre factores genéticos, ambientales e inmunológicos, su diagnóstico requiere un examen exhaustivo de la historia clínica del paciente, análisis de laboratorio y procedimientos de diagnóstico por imagen que permitan una clasificación precisa y una planificación individual del tratamiento.

La distinción entre enfermedades genéticas, infecciosas y sistémicas es de gran importancia para el diagnóstico veterinario, ya que influye notablemente en la elección de los métodos de examen, el pronóstico y las opciones terapéuticas.

Mientras que las enfermedades genéticas suelen identificarse mediante análisis genéticos moleculares , las enfermedades infecciosas requieren pruebas microbiológicas específicas, mientras que las enfermedades sistémicas suelen requerir una combinación de exámenes de laboratorio, diagnóstico por imagen y pruebas funcionales. Los crecientes avances en la investigación médica están ayudando a garantizar que las enfermedades raras puedan comprenderse mejor y tratarse de forma más específica, lo que puede mejorar la calidad de vida de los gatos afectados a largo plazo.

2. Diagnóstico de enfermedades raras de los gatos

2.1 Métodos de examen clínico

El examen clínico es una parte esencial del diagnóstico de las enfermedades felinas raras y constituye la base de otras medidas diagnósticas.

Dado que muchas enfermedades raras presentan síntomas inespecíficos o poco llamativos en un principio, se requiere un examen sistemático y exhaustivo para obtener indicios iniciales de una patología subyacente. El diagnóstico clínico comienza con una anamnesis detallada, que tiene en cuenta el comportamiento, la ingesta de alimentos, las enfermedades previas, las predisposiciones genéticas y los factores ambientales. Esta información puede proporcionar pistas valiosas sobre posibles enfermedades raras, especialmente si determinados síntomas se presentan con un patrón atípico de las enfermedades comunes.

El examen físico general incluye una inspección sistemática de todo el cuerpo, incluida la piel, las mucosas, los ojos, los oídos y la zona bucal. Los cambios en la textura del pelaje, las lesiones cutáneas o la pigmentación desigual pueden indicar enfermedades metabólicas o autoinmunes. El examen de las mucosas puede revelar signos de trastornos circulatorios o infecciones sistémicas, mientras que los cambios en los ojos pueden indicar enfermedades neurológicas o genéticas, por ejemplo. La palpación de los ganglios linfáticos es un paso diagnóstico importante, ya que su aumento o endurecimiento puede indicar una inflamación crónica, una infección o incluso una enfermedad neoplásica. La palpación de los órganos abdominales también permite evaluar el aumento de tamaño de los órganos, la acumulación de líquido o los cambios tumorales, que suelen asociarse a cuadros clínicos poco frecuentes.

Una parte esencial del diagnóstico clínico es la evaluación de las funciones cardiovascular y respiratoria. Mediante la auscultación del corazón y los pulmones se pueden identificar sonidos patológicos como soplos cardíacos , arritmias o ruidos respiratorios anormales, que proporcionan indicios de enfermedades cardiovasculares o enfermedades pulmonares raras.

Ciertas enfermedades genéticas o sistémicas pueden causar afectación cardiaca, por lo que un examen cardiológico preciso es crucial para un diagnóstico precoz. El examen neurológico también es de gran importancia, ya que muchas enfermedades raras afectan al sistema nervioso central o periférico . Las pruebas para evaluar la marcha, los reflejos y la percepción propioceptiva pueden revelar déficits neurológicos sutiles que pueden indicar enfermedades neurodegenerativas o hereditarias.

El diagnóstico clínico de las enfermedades felinas raras se complementa con pruebas funcionales especiales que permiten una evaluación más precisa de determinados sistemas orgánicos. Estas incluyen, por ejemplo, pruebas endocrinológicas para investigar disfunciones hormonales o pruebas de estrés para evaluar la función renal y hepática. La medición de la presión sanguínea es una parte importante del examen clínico, especialmente en gatos mayores, ya que algunas enfermedades sistémicas raras están asociadas con la hipertensión o la hipotensión. La termorregulación también se incluye en el diagnóstico, ya que una temperatura corporal anormal puede indicar enfermedades infecciosas o metabólicas.

La combinación de una historia clínica detallada, una exploración física exhaustiva, la evaluación de las funciones cardiovascular, neurológica y endocrina y pruebas funcionales específicas permite reconocer enfermedades raras en una fase temprana e iniciar medidas diagnósticas adicionales específicas. Dado que muchas de estas enfermedades sólo pueden identificarse a través de indicios clínicos sutiles, un examen cuidadoso y sistemático es esencial para un diagnóstico preciso y una estrategia terapéutica basada en él.

2.2   Procedimientos de imagen

Las técnicas de imagen (rayos X , TAC, RMN , ecografía) desempeñan un papel fundamental en el diagnóstico de enfermedades felinas raras, ya que permiten el examen no invasivo de órganos y estructuras tisulares y, por tanto, proporcionan información esencial sobre los cambios patológicos. La elección del método de imagen adecuado depende de la pregunta específica, la región anatómica afectada y la enfermedad sospechada. Cada método ofrece ventajas y limitaciones diferentes, por lo que en muchos casos se requiere una combinación de varias técnicas de imagen para realizar un diagnóstico preciso.

El diagnóstico por rayos X es un método básico que se utiliza principalmente para evaluar el sistema esquelético, los órganos torácicos y el abdomen. Es especialmente útil para identificar malformaciones o cambios degenerativos en el sistema óseo que pueden producirse en el contexto de enfermedades genéticas o metabólicas. Por ejemplo, en ciertas enfermedades hereditarias raras como la osteopetrosis , pueden observarse cambios en la densidad ósea que indican una remodelación patológica del hueso. Las alteraciones de la columna vertebral causadas por malformaciones congénitas o enfermedades neurodegenerativas también pueden visualizarse mediante radiografías . En la región torácica, el diagnóstico por rayos X permite evaluar los pulmones, el corazón y el mediastino para reconocer enfermedades pulmonares poco frecuentes, como las enfermedades pulmonares intersticiales o los derrames pleurales. En el abdomen, la radiografía permite obtener una visión general de la posición y el tamaño de los órganos, así como identificar calcificaciones, cuerpos extraños o alteraciones tumorales. Sin embargo, las estructuras detalladas de los tejidos blandos sólo pueden evaluarse de forma limitada con esta técnica, por lo que en muchos casos es necesario recurrir a otros procedimientos de diagnóstico por imagen.

La tomografía computarizada (TC) es un perfeccionamiento de la tecnología de rayos X y ofrece una resolución y un nivel de detalle significativamente mayores al generar imágenes transversales. Se utiliza sobre todo cuando es necesario registrar estructuras anatómicas complejas o los cambios patológicos más pequeños. Esto es importante en el caso de enfermedades pulmonares raras, por ejemplo, ya que la TC permite diferenciar con mayor precisión los cambios tisulares en los pulmones que no serían reconocibles en una imagen de rayos X convencional. El diagnóstico por TC también desempeña un papel decisivo en oncología, ya que hace visibles la localización exacta, el tamaño y la infiltración de los tumores en las estructuras tisulares vecinas. La TC tiene especial relevancia diagnóstica en neoplasias raras o tumores metastásicos. Este procedimiento también es esencial para visualizar estructuras óseas complejas, sobre todo en la zona del cráneo, la columna vertebral y las extremidades. Enfermedades como las malformaciones craneofaciales raras o las neoplasias óseas pueden analizarse con precisión mediante esta técnica.

La resonancia magnética (RM) es el método de elección para examinar las estructuras de los tejidos blandos, en particular el cerebro, la médula espinal, los músculos y las articulaciones. Proporciona imágenes de alta resolución de las estructuras neuronales, por lo que es indispensable para el diagnóstico de enfermedades neurológicas raras. Por ejemplo, en enfermedades neurodegenerativas o inflamatorias como la enfermedad por almacenamiento lisosómico o la encefalopatía espongiforme felina, se puede visualizar un cambio patológico en el parénquima cerebral. El diagnóstico por RM también es de vital importancia en miopatías genéticas raras o enfermedades neuromusculares que afectan a los nervios periféricos y los músculos. Además, la evaluación precisa de las estructuras de los tejidos blandos intraabdominales, sobre todo en casos de sospecha de enfermedades raras hepáticas, pancreáticas o renales. Dado que este procedimiento no utiliza radiaciones ionizantes, resulta especialmente ventajoso para exámenes repetidos o en animales jóvenes. Gracias a su alta resolución y a la posibilidad de aumentar el contraste, la IRM también puede desempeñar un papel decisivo en la detección de entidades tumorales raras o anomalías vasculares.

La ecografía es otra técnica de imagen importante que desempeña un papel clave en el examen de los órganos de los tejidos blandos en particular. Está especialmente indicada para evaluar el hígado, los riñones, el bazo, el páncreas, los intestinos y la vejiga urinaria, y permite detectar anomalías estructurales, inflamaciones o cambios tumorales. A diferencia de la TC y la RM, la ecografía ofrece la ventaja de que puede realizarse en tiempo real, lo que permite una evaluación dinámica del movimiento de los órganos, la vascularización y la acumulación de líquido. Esto es especialmente valioso en enfermedades endocrinológicas o metabólicas poco frecuentes que se asocian a alteraciones de la estructura de los órganos o del flujo sanguíneo. La ecografía también es un método esencial para el diagnóstico de enfermedades renales hereditarias raras, como la poliquistosis renal. Además, el procedimiento puede utilizarse para apoyar la toma de muestras específicas, por ejemplo mediante aspiración con aguja fina o biopsia , con el fin de permitir análisis histológicos o citológicos.

La elección del procedimiento de diagnóstico por imagen adecuado depende en gran medida del tipo de enfermedad sospechada, la estructura anatómica afectada y la necesidad de una visualización detallada del tejido. Mientras que la radiografía se utiliza sobre todo para el diagnóstico inicial de patologías óseas y torácicas, el TAC ofrece una diferenciación más precisa de estructuras complejas y enfermedades tumorales . La IRM es el método preferido para las enfermedades neurológicas y musculoesqueléticas, mientras que la ecografía permite un examen no invasivo y dinámico de los órganos de los tejidos blandos. En muchos casos, será necesaria una combinación de estos métodos para poder realizar un diagnóstico preciso y reconocer las enfermedades felinas raras en una fase temprana.

2.3   Diagnósticos de laboratorio (hemograma, bioquímica, análisis hormonales)

Los diagnósticos de laboratorio desempeñan un papel fundamental en la detección y diferenciación de las enfermedades felinas raras, ya que ofrecen una forma no invasiva de analizar los procesos biológicos a nivel molecular y celular.

El análisis de muestras de sangre permite detectar cambios fisiopatológicos en una fase temprana, comprender mejor los mecanismos de la enfermedad e identificar biomarcadores específicos. En particular, el análisis del hemograma, los parámetros bioquímicos y los niveles hormonales permite diferenciar las enfermedades raras de los diagnósticos diferenciales más comunes e iniciar investigaciones complementarias específicas.

El análisis del hemograma proporciona información valiosa sobre la composición y la función de las células sanguíneas. El análisis cuantitativo y cualitativo de eritrocitos, leucocitos y trombocitos permite sacar conclusiones sobre enfermedades hematológicas, inmunológicas o infecciosas. Un recuento eritrocitario anormal puede indicar, por ejemplo, anemias hereditarias raras o enfermedades de la médula ósea, mientras que los cambios en los leucocitos pueden indicar procesos inmunomediados o inflamatorios. Las enfermedades mieloproliferativas raras, en las que hay una producción excesiva de determinadas células sanguíneas, también pueden detectarse mediante un análisis hematológico detallado. La morfología de los eritrocitos al microscopio puede revelar trastornos genéticos como defectos enzimáticos o membranopatías que causan anemia hemolítica. Además, el recuento y la función de las plaquetas pueden proporcionar indicios de trastornos de la coagulación que se producen en coagulopatías poco frecuentes.

El análisis bioquímico de la sangre permite evaluar las funciones de los órganos, en particular del hígado, los riñones, el páncreas y el tejido muscular. La medición de enzimas, proteínas, electrolitos y metabolitos ayuda a identificar enfermedades metabólicas o genéticas raras.

Las enzimas hepáticas elevadas, como ALT, AST o ALP, pueden indicar enfermedades hepáticas raras, incluidas las enfermedades congénitas de almacenamiento o la hepatitis autoinmune. La determinación de valores renales como la creatinina y la urea es esencial para la detección de enfermedades renales raras como las nefropatías hereditarias o la amiloidosis. El análisis de enzimas musculares como la CK o la LDH también puede proporcionar información sobre enfermedades miopáticas raras que se asocian a una función muscular anormal. Los cambios en los electrolitos, en particular el calcio, el fosfato o el potasio, pueden indicar síndromes endocrinos o paraneoplásicos causados por enfermedades tumorales raras o trastornos genéticos.

El análisis hormonal es otro componente esencial del diagnóstico de laboratorio para las enfermedades felinas raras, ya que muchos trastornos endocrinos están asociados con síntomas clínicos inespecíficos. La determinación de las hormonas tiroideas como la T4 y la TSH es crucial para el diagnóstico del hipotiroidismo raro, que ocurre sólo raramente en gatos en contraste con los perros, pero puede estar asociado con cambios metabólicos graves. El análisis de las hormonas suprarrenales como el cortisol y la aldosterona también juega un papel importante, especialmente en trastornos raros como el hipoadrenocorticismo, que se asocia con debilidad crónica, alteraciones electrolíticas y síntomas gastrointestinales. Además, la medición de la insulina permite identificar enfermedades pancreáticas raras como el insulinoma, que puede provocar una sobreproducción de insulina y, por tanto, crisis hipoglucémicas. Las formas genéticas o autoinmunes raras de diabetes también pueden detectarse mediante pruebas hormonales específicas.

Además de los diagnósticos de laboratorio estándar, pueden realizarse pruebas especializadas para aclarar mejor las enfermedades raras. Entre ellas se incluyen análisis genéticos moleculares para identificar mutaciones específicas, pruebas inmunológicas para investigar procesos autoinmunes y electroforesis de proteínas para diferenciar disproteinemias raras . En algunos casos, puede ser necesario realizar una biopsia o un examen citológico de las células sanguíneas para diagnosticar con fiabilidad enfermedades hematológicas o neoplásicas raras.

La combinación de hemograma, análisis bioquímico y determinación hormonal constituye una base esencial para el diagnóstico de enfermedades felinas raras. Dado que muchas de estas enfermedades comienzan con síntomas clínicos inespecíficos, los diagnósticos de laboratorio permiten la detección precoz de cambios fisiopatológicos y la reducción selectiva de las posibles causas de la enfermedad. El desarrollo continuo de procedimientos de diagnóstico, incluidos nuevos biomarcadores y métodos de pruebas genéticas, ayuda a seguir mejorando la identificación y el tratamiento de las enfermedades raras y a optimizar el pronóstico de los animales afectados a largo plazo.

2.4 Pruebas genéticas y su aplicación

En los últimos años, el diagnóstico genético ha cobrado cada vez más importancia en la medicina veterinaria, sobre todo en la detección precoz y la prevención de enfermedades hereditarias en los gatos.

Dado que muchas enfermedades raras tienen una causa genética, las pruebas genéticas permiten la identificación temprana de mutaciones asociadas a determinadas enfermedades. Esto es especialmente importante para los gatos de raza, ya que ciertos rasgos genéticos se transmiten mediante selección selectiva, lo que aumenta el riesgo de enfermedades hereditarias en algunas poblaciones.

Las pruebas genéticas se basan en el análisis del material genético presente en cada célula del cuerpo y que contiene toda la información genética de un individuo. Los métodos de genética molecular permiten detectar mutaciones genéticas específicas responsables de determinadas enfermedades hereditarias. La reacción en cadena de la polimerasa (PCR) y la secuenciación del ADN en particular son métodos esenciales para identificar cambios causantes de enfermedades en genes individuales. Estas técnicas permiten buscar específicamente mutaciones conocidas que ya se han asociado a una enfermedad concreta o descubrir nuevas variaciones genéticas que tengan una relevancia patológica potencial.

Un área importante de aplicación de las pruebas genéticas es la identificación de portadores de enfermedades de herencia recesiva. Muchas enfermedades genéticas se heredan de forma autosómica recesiva, lo que significa que un gato sólo enferma si hereda el gen mutado de ambos progenitores. Los animales heterocigotos, que sólo tienen una copia del gen defectuoso, no muestran síntomas clínicos, pero pueden transmitir la mutación a su descendencia. Las pruebas genéticas pueden identificar a estos portadores en una fase temprana, lo que permite tomar decisiones de cría específicas para evitar la transmisión de la enfermedad. Esto es especialmente importante para los criadores, ya que el apareamiento selectivo puede reducir la prevalencia de determinadas enfermedades genéticas en la población.

Otro aspecto importante del diagnóstico genético es la detección precoz presintomática de enfermedades hereditarias. Muchas enfermedades genéticas sólo se manifiestan más tarde en la vida, por lo que los síntomas iniciales suelen ser inespecíficos o pueden confundirse con otras enfermedades. Las pruebas genéticas pueden utilizarse para identificar animales de riesgo incluso antes de que aparezcan síntomas clínicos, de modo que puedan tomarse medidas preventivas tempranas o iniciarse programas de seguimiento específicos. Un ejemplo de ello es la cardiomiopatía hipertrófica (MCH), una cardiopatía genética especialmente frecuente en gatos Maine-Coon y Ragdoll. Una prueba genética puede detectar la presencia de mutaciones específicas en el gen de la proteína C de unión a la miosina, lo que permite un seguimiento específico y medidas terapéuticas tempranas.

El diagnóstico genético también puede aportar información valiosa sobre el riesgo individual de un animal en el caso de enfermedades poligénicas complejas causadas por la interacción de varios factores genéticos. Mientras que las enfermedades monogenéticas suelen estar causadas por una única mutación en un gen, en las poligénicas intervienen varias variaciones genéticas que, en combinación con factores ambientales, contribuyen al desarrollo de la enfermedad. Los avances en la investigación genómica y los análisis bioinformáticos permiten crear perfiles genéticos de riesgo para determinadas enfermedades, lo que permite desarrollar a largo plazo estrategias personalizadas de prevención y tratamiento.

Además de la detección precoz de enfermedades genéticas, el diagnóstico genético también desempeña un papel importante en la investigación de nuevos mecanismos de enfermedad. Analizando el material genético de los animales afectados, se pueden identificar nuevas mutaciones relevantes para la enfermedad e investigar sus efectos sobre el metabolismo celular, la función de las proteínas o el desarrollo de los órganos. Estos hallazgos contribuyen a una mejor comprensión de las bases genéticas de las enfermedades raras de los gatos y, a largo plazo, al desarrollo de nuevos enfoques diagnósticos y terapéuticos.

El continuo desarrollo del diagnóstico genético abre nuevas posibilidades para la detección precoz, la prevención y el tratamiento específico de las enfermedades hereditarias. En particular, la integración de nuevas tecnologías de secuenciación de alto rendimiento y análisis bioinformáticos está ayudando a identificar con mayor precisión los factores genéticos de riesgo y a conocer mejor las causas moleculares de las enfermedades raras. Estos avances no sólo tienen una importancia considerable para el cuidado de la salud de cada animal, sino también para la mejora a largo plazo de la salud genética de poblaciones enteras de gatos.

2.5 Histopatología y biopsias

La histopatología y la biopsia desempeñan un papel crucial en el diagnóstico de las enfermedades felinas raras, ya que permiten el examen directo del tejido afectado. Aunque muchos procedimientos diagnósticos como las técnicas de imagen o las pruebas de laboratorio proporcionan pistas valiosas sobre una enfermedad, a menudo no son suficientes para realizar un diagnóstico definitivo. Las muestras de tejido son particularmente indispensables cuando se trata de determinar la naturaleza exacta de un cambio patológico, identificar la causa de una enfermedad poco clara o distinguir entre varios diagnósticos diferenciales .

La toma de una biopsia permite el análisis microscópico de las estructuras celulares, la composición de los tejidos y los cambios patológicos que no pueden detectarse con otros métodos de diagnóstico. Esto es especialmente importante en el caso de enfermedades raras que se caracterizan por una evolución compleja o insidiosa. Una muestra de tejido puede proporcionar información crucial sobre el origen y la patogénesis de una enfermedad mediante la visualización de la morfología celular, los procesos inflamatorios, la fibrosis, los cambios necróticos o las estructuras tumorales. Especialmente en el caso de las neoplasias, la biopsia es a menudo la única forma de diferenciar con precisión entre tumores benignos y malignos, lo que resulta esencial para el pronóstico y la planificación del tratamiento.

La elección del procedimiento de biopsia depende de la localización de la lesión sospechosa y de la patología sospechada. En la práctica se utilizan diversas técnicas, como la aspiración con aguja fina, las biopsias en sacabocados o la escisión quirúrgica. La aspiración con aguja fina se utiliza a menudo para examinar lesiones ricas en células, como agrandamientos de ganglios linfáticos o masas subcutáneas. Este método es mínimamente invasivo y puede realizarse bajo control ecográfico, pero a menudo sólo proporciona información citológica, ya que no se conserva la estructura arquitectónica del tejido. Las biopsias con sacabocados, en cambio, ofrecen una mejor evaluación de la arquitectura tisular y suelen utilizarse para lesiones hepáticas, renales o cutáneas. En los casos en los que se requiere la eliminación completa del cambio patológico, se realiza una biopsia quirúrgica por escisión, que permite un análisis histopatológico exhaustivo.

Las muestras de tejido tomadas se examinan mediante diversas técnicas de tinción histopatológica que hacen visibles estructuras celulares y procesos patológicos específicos. La tinción estándar con hematoxilina-eosina permite evaluar de forma general la arquitectura celular, la morfología nuclear y las reacciones inflamatorias, mientras que las tinciones especiales, como el PAS o el tricrómico de Masson, se utilizan para detectar alteraciones tisulares específicas, como depósitos de glucógeno o fibrosis. Las pruebas inmunohistoquímicas son especialmente valiosas para identificar marcadores celulares específicos que pueden ayudar a diferenciar entre tipos de tumores o enfermedades inflamatorias. En el diagnóstico moderno también se utilizan métodos de patología molecular, como la hibridación in situ o las técnicas de PCR, para detectar causas genéticas o infecciosas de enfermedades raras.

La histopatología es especialmente importante en el caso de las enfermedades sistémicas, ya que puede ayudar a reconocer la afectación de órganos complejos que no está adecuadamente representada en los valores de laboratorio o en los procedimientos de diagnóstico por imagen. Por ejemplo, las enfermedades autoinmunes raras, los procesos inflamatorios crónicos o las patologías vasculares a menudo sólo pueden diagnosticarse claramente mediante un análisis tisular detallado. Las enfermedades metabólicas y de almacenamiento lisosómico también pueden diagnosticarse mediante la detección histológica de cambios y depósitos celulares específicos que no pueden detectarse con las pruebas convencionales.

La necesidad de una biopsia surge a menudo del hecho de que muchas enfermedades felinas raras muestran síntomas clínicos similares y no pueden diferenciarse claramente sin un análisis directo del tejido. Dado que el pronóstico y la terapia dependen en gran medida del diagnóstico exacto, el examen histopatológico es a menudo el paso decisivo para iniciar el tratamiento adecuado. Los avances en patología, en particular a través de la mejora de las técnicas de tinción, el diagnóstico molecular y el análisis digital de imágenes, han aumentado aún más la precisión y el valor informativo de los exámenes histopatológicos y contribuyen a la detección más temprana y precisa de las enfermedades felinas raras.

2.6 Diagnóstico diferencial de enfermedades raras

El diagnóstico diferencial desempeña un papel crucial en la identificación de enfermedades felinas raras, ya que muchas de estas enfermedades comienzan con síntomas inespecíficos o inicialmente inofensivos. El reto es distinguir las enfermedades raras de las enfermedades más comunes que muestran manifestaciones clínicas similares. Un diagnóstico diferencial preciso es esencial para evitar diagnósticos erróneos o tardíos e iniciar una terapia específica.

El diagnóstico diferencial es el proceso de delinear sistemáticamente varias causas posibles de los síntomas de un paciente para encontrar el diagnóstico más probable. Ayuda a reconocer enfermedades raras o inusuales y a evitar confusiones con enfermedades más comunes.

La base de un diagnóstico diferencial cuidadoso es una historia clínica exhaustiva que tenga en cuenta no sólo el estado de salud actual, sino también los antecedentes médicos del paciente, las disposiciones genéticas y los factores ambientales. Especialmente en el caso de las enfermedades raras, el registro sistemático de todos los síntomas observados puede ayudar a reconocer patrones específicos que indiquen una patología inusual. Dado que muchas enfermedades raras sólo muestran síntomas leves o generalizados al principio, éstos deben compararse con enfermedades más comunes para ir descartando diagnósticos diferenciales.

El examen clínico desempeña un papel fundamental en la diferenciación de las enfermedades raras. Por ejemplo, los síntomas neurológicos como la ataxia o los temblores musculares pueden aparecer en diversas enfermedades, como la epilepsia idiopática, las infecciones del sistema nervioso central, las reacciones tóxicas o las enfermedades neurodegenerativas hereditarias. Para distinguir una enfermedad rara por almacenamiento lisosómico de una encefalitis infecciosa, son necesarios más exámenes, que pueden incluir procedimientos de diagnóstico por imagen, así como análisis del líquido cefalorraquídeo o pruebas genéticas.

Otro ejemplo de la dificultad del diagnóstico diferencial es la diferenciación de enfermedades metabólicas o endocrinas raras de enfermedades internas más comunes. Síntomas como la debilidad crónica, la pérdida de peso o los cambios en el apetito pueden estar causados por enfermedades muy extendidas como la insuficiencia renal, la diabetes mellitus o el hipertiroidismo, pero también por trastornos hormonales poco frecuentes como el hipoadrenocorticismo o defectos metabólicos determinados genéticamente. Una diferenciación precisa requiere un examen diagnóstico de laboratorio específico, que incluya perfiles hormonales específicos o pruebas funcionales.

Las enfermedades inflamatorias y autoinmunes también plantean un reto diagnóstico, ya que pueden mostrar síntomas sistémicos inespecíficos como fiebre, fatiga o molestias gastrointestinales intermitentes en sus fases iniciales. Mientras que las enfermedades infecciosas comunes como la PIF (peritonitis infecciosa felina) o la sepsis bacteriana se tienen en cuenta, las enfermedades inmunológicas raras como el lupus eritematoso sistémico o la poliartritis autoinmune también deben considerarse en el diagnóstico diferencial. La detección de autoanticuerpos específicos o los análisis inmunohistológicos de muestras de tejido pueden contribuir decisivamente al diagnóstico.

Distinguir entre enfermedades raras y comunes requiere una combinación de exámenes clínicos, de laboratorio y de imagen para reconocer patrones típicos y evitar diagnósticos erróneos. Dado que muchas enfermedades raras pueden confundirse con enfermedades comunes en una fase temprana, es esencial una aclaración sistemática y paso a paso. Los avances en el diagnóstico médico, especialmente en genética, inmunología y patología molecular, han mejorado significativamente las posibilidades de diferenciar y reconocer las enfermedades raras en una fase temprana y están ayudando a aumentar la certeza diagnóstica.

3. Enfermedades genéticas y hereditarias

3.1 Enfermedades por almacenamiento lisosómico

Las enfermedades de almacenamiento lisosómico son un grupo de trastornos metabólicos genéticos poco frecuentes causados por defectos en las enzimas lisosómicas o en las proteínas transportadoras. Estas enfermedades provocan la acumulación de sustancias indigestas en los lisosomas, los orgánulos celulares responsables de la degradación y el reciclaje de macromoléculas. Dado que el sistema nervioso es especialmente sensible a estas disfunciones metabólicas, muchas de estas enfermedades se manifiestan principalmente con síntomas neurológicos que son progresivos y tienen un grave impacto en las funciones motoras y cognitivas de los gatos afectados.

La patogénesis de estas enfermedades se basa en una deficiencia enzimática o una función lisosomal alterada, a consecuencia de la cual determinados sustratos no pueden descomponerse eficazmente. Esto conduce a una acumulación progresiva de estas sustancias en neuronas, células gliales y otros tejidos. En el sistema nervioso, esto da lugar a daños celulares, apoptosis y, en última instancia, degeneración de las estructuras neuronales, lo que provoca síntomas como trastornos de la coordinación, temblores musculares, convulsiones o cambios de comportamiento. Dependiendo de la enzima afectada y del tipo de material almacenado, pueden distinguirse distintas formas de la enfermedad, como la gangliosidosis, la mucopolisacaridosis o la esfingolipidosis, cada una de las cuales tiene un curso clínico diferente.

Las gangliosidosis se caracterizan por el almacenamiento patológico de gangliósidos en las células nerviosas. Estas sustancias pertenecen a los glicolípidos y desempeñan un papel importante en la membrana celular de las neuronas. La falta de hidrolasas lisosomales específicas, como la β-hexosaminidasa o la β-galactosidasa, provoca que los gangliósidos no se descompongan y se acumulen en las células nerviosas. Esto conduce a una enfermedad neurodegenerativa progresiva caracterizada por ataxia, hipotonía muscular, deficiencia visual y, en última instancia, disfunción cognitiva. Algunas razas de gatos, como los siameses y los korat, en las que esta enfermedad se hereda de forma autosómica recesiva, están especialmente afectadas.

Las mucopolisacaridosis están causadas por defectos en las enzimas responsables de la degradación de los glucosaminoglicanos. Estas complejas estructuras azucaradas son componentes esenciales de la matriz extracelular y el tejido conjuntivo. La descomposición defectuosa y la acumulación de estas sustancias provocan déficits neurológicos, así como deformidades esqueléticas, rigidez articular y aumento del tamaño de los órganos. Los gatos con mucopolisacaridosis de tipo VI o VII suelen mostrar un aspecto característico con cráneo facial acortado, opacidad corneal y deficiencias motoras. Debido a la naturaleza sistémica de esta enfermedad, también pueden verse afectados el corazón, el hígado y el bazo, además del sistema nervioso , lo que dificulta aún más el diagnóstico y el tratamiento.

Las esfingolipidosis incluyen enfermedades como la de Niemann-Pick o la de Krabbe, que se caracterizan por un almacenamiento anormal de esfingolípidos. Estas sustancias son componentes esenciales de las vainas de mielina que rodean las fibras nerviosas y permiten una rápida transmisión de las señales. La degradación alterada de los esfingolípidos conduce a una desmielinización progresiva, que provoca síntomas neurológicos como fasciculaciones musculares, espasticidad y alteraciones sensoriales. Estos trastornos son raros en los gatos, pero se han identificado ciertas mutaciones genéticas en razas individuales, lo que indica un componente hereditario.

El diagnóstico de las enfermedades por almacenamiento lisosómico requiere una combinación de examen clínico, técnicas de imagen, pruebas diagnósticas de laboratorio y análisis genéticos. Dado que muchas de estas enfermedades presentan síntomas neurológicos similares, como infecciones, enfermedades tóxicas o malformaciones estructurales, es esencial realizar un cuidadoso diagnóstico diferencial. Las pruebas genéticas moleculares permiten la detección directa de las mutaciones causantes de la enfermedad, mientras que las mediciones de la actividad enzimática pueden determinar la función de las enzimas lisosomales en muestras de sangre o tejido . Las técnicas de imagen como la resonancia magnética pueden visualizar cambios característicos en el cerebro, como atrofia o intensidades de señal anormales.

Hasta ahora, los enfoques terapéuticos para las enfermedades por almacenamiento lisosómico han sido limitados, ya que se trata de enfermedades progresivas y normalmente irreversibles. En medicina humana, se han desarrollado enfoques como la terapia de sustitución enzimática o la terapia génica, pero estos procedimientos aún no están ampliamente disponibles en medicina veterinaria. Las estrategias de tratamiento sintomático se centran en mejorar la calidad de vida de los gatos afectados y controlar los déficits neurológicos. Incluyen medidas fisioterapéuticas, nutrición de apoyo y medicación específica para controlar las convulsiones o la espasticidad.

La investigación de las enfermedades de almacenamiento lisosómico ha cobrado una importancia considerable en los últimos años, ya que muchas de ellas sirven de modelo para enfermedades de almacenamiento humanas comparables. Mediante la investigación de los mecanismos genéticos, el desarrollo de nuevos enfoques terapéuticos y la mejora de las posibilidades de diagnóstico, se espera poder reconocer antes a los animales afectados y tratarlos de forma más específica en el futuro.

3.2   Síndrome de Chediak-Higashi

El síndrome de Chediak-Higashi es un trastorno genético raro del sistema inmunitario caracterizado por una alteración de la función de los lisosomas en varios tipos de células, especialmente en las células inmunitarias. La enfermedad se hereda de forma autosómica recesiva y afecta tanto a gatos como a otras especies, incluidos los humanos y ciertas razas de perros. La mutación subyacente afecta al **gen** regulador del tráfico lisosómico (**LYST**), necesario para la correcta formación y distribución de los lisosomas y otros orgánulos intracelulares. Un defecto en este gen conduce a una fusión anormal y a un agrandamiento excesivo de los lisosomas, lo que deteriora significativamente la función celular.

Los efectos de esta disfunción son especialmente graves en el sistema inmunitario, ya que los neutrófilos, macrófagos y otros fagocitos no pueden desempeñar eficazmente su función normal de defensa contra los patógenos. Los neutrófilos son esenciales para la captación y digestión de microorganismos por fagocitosis, pero en el síndrome de Chediak-Higashi los lisosomas de estas células están muy agrandados, lo que dificulta su fusión con los fagosomas y, por tanto, la eliminación eficaz de patógenos. Este trastorno provoca una mayor susceptibilidad a las infecciones, en particular bacterianas y víricas, ya que el sistema inmunitario es incapaz de eliminar eficazmente los patógenos.

Además del efecto inmunosupresor, la enfermedad puede causar otros efectos sistémicos. Los gatos afectados suelen mostrar síntomas de albinismo oculocutáneo parcial, que se manifiestan en una pigmentación más fina del pelaje y ojos claros. Este trastorno de la pigmentación también es consecuencia de la función defectuosa de las estructuras lisosomales, ya que los melanocitos, responsables de la producción de pigmento, contienen grandes melanosomas que no pueden transportarse correctamente a las células del pelo y la piel. Los ojos pueden ser más sensibles a la luz y en algunos casos se producen alteraciones visuales.

Además, puede haber tendencia a las hemorragias, ya que las plaquetas, que desempeñan un papel esencial en la hemostasia, también se ven afectadas por la disfunción lisosómica. Los gránulos plaquetarios agrandados y disfuncionales conducen a una menor capacidad de agregación de las plaquetas, lo que aumenta el riesgo de hemorragias espontáneas o de tiempos de hemorragia prolongados tras las lesiones. Esto puede manifestarse clínicamente por un aumento de la formación de hematomas, hemorragias nasales o hemorragias mucosas.

El síndrome de Chediak-Higashi se diagnostica mediante una combinación de examen clínico, análisis citológico de las células sanguíneas y diagnóstico genético molecular. Los frotis sanguíneos muestran lisosomas granulares característicos y muy agrandados dentro de los granulocitos neutrófilos, que se consideran una característica diagnóstica de la enfermedad . El análisis genético puede confirmar una mutación en el **gen LYST**, lo que permite establecer un diagnóstico definitivo.

Al tratarse de una enfermedad genética, actualmente no existe una terapia causal. El tratamiento se centra en el apoyo sintomático del sistema inmunitario evitando infecciones, terapia antibiótica específica para infecciones bacterianas y, si es necesario, apoyo de la coagulación sanguínea mediante medidas hemostáticas. Debido a la mayor susceptibilidad a las infecciones, los gatos afectados deben mantenerse en un entorno con el menor número posible de gérmenes para minimizar la exposición a patógenos potenciales. En casos graves, puede producirse una crisis inmunosupresora que requiera cuidados médicos intensivos.

La investigación sobre posibles enfoques terapéuticos sigue siendo limitada, pero planteamientos como la terapia génica o la inmunomodulación selectiva podrían abrir nuevas posibilidades para los animales afectados en el futuro. Evitar la transmisión de la mutación mediante pruebas genéticas específicas y medidas de cría selectiva es actualmente la estrategia más eficaz para prevenir la aparición de la enfermedad.

3.3   Isoeritrolisis neonatal (incompatibilidad de grupo sanguíneo)

La isoeritrolisis neonatal es una enfermedad rara pero potencialmente mortal en gatitos recién nacidos causada por la incompatibilidad de grupo sanguíneo entre la madre y la cría. Esta hemólisis inducida inmunológicamente se produce cuando los gatitos con un grupo sanguíneo incompatible ingieren calostro que contiene anticuerpos maternos contra sus propios eritrocitos . Los gatos de raza se ven especialmente afectados, ya que existe una alta prevalencia de combinaciones de grupos sanguíneos incompatibles en determinadas poblaciones.

La enfermedad está causada por el sistema del grupo sanguíneo AB felino, que difiere del de los humanos y otros animales. Los gatos tienen tres grupos sanguíneos principales: A, B y AB, siendo el A el que se hereda de forma dominante sobre el B. En la población general de gatos, el grupo sanguíneo A es el más común, mientras que el grupo sanguíneo B es más frecuente en determinadas razas, como el British Shorthair , el Devon Rex o el Ragdoll . Los gatos con el grupo sanguíneo B tienen anticuerpos naturales de alta afinidad contra el grupo sanguíneo A que ya están presentes al nacer, mientras que los gatos con el grupo sanguíneo A sólo desarrollan anticuerpos débiles o inexistentes contra el grupo sanguíneo B. Los gatitos con grupo sanguíneo A o AB que nacen de una madre con grupo sanguíneo B absorben anticuerpos maternos anti-A con el primer calostro, que entran en el torrente sanguíneo y destruyen los eritrocitos de los gatitos.

El mecanismo de la isoeritrolisis neonatal se basa en una reacción antígeno-anticuerpo que conduce a la aglutinación y posterior hemólisis intravascular o extravascular. Esto provoca anemia aguda, hemoglobinuria y destrucción masiva de glóbulos rojos. En las primeras horas o días tras el nacimiento, los gatitos afectados pueden parecer normales al principio, pero rápidamente desarrollan síntomas como letargo, debilidad, mucosas pálidas o ictéricas y orina de color oscuro o rojizo. En los casos graves, la depleción eritrocitaria masiva provoca síntomas de shock, fallo multiorgánico y una elevada tasa de mortalidad.

Otro rasgo característico de la enfermedad es el daño necrótico en la punta de la cola causado por la microtrombosis como resultado de la destrucción de los eritrocitos mediada por anticuerpos. Esta necrosis suele producirse al cabo de unos días y puede ser la única manifestación clínica de la enfermedad en los casos leves. Sin embargo, en los casos graves, la anemia conduce rápidamente a una situación potencialmente mortal, sobre todo si ya no está garantizado el suministro de oxígeno a los órganos vitales.

El diagnóstico de la isoeritrolisis neonatal se basa en una combinación de signos clínicos, tipificación sanguínea de la madre y del gatito afectado y pruebas de laboratorio de la hemólisis. El examen microscópico de los frotis sanguíneos puede mostrar esferocitosis, cuerpos de Heinz o fragmentocitos, que indican hemólisis inmunomediada. La confirmación de la incompatibilidad de grupo sanguíneo puede hacerse mediante pruebas serológicas, incluida la aglutinación directa o indirecta.

Al tratarse de una enfermedad inmunológica, no existe una terapia causal. El tratamiento se centra en medidas de apoyo para garantizar el suministro de oxígeno a los órganos y minimizar las complicaciones. En los casos graves, puede ser necesaria una transfusión de sangre, pero se requiere una cuidadosa compatibilidad cruzada para evitar nuevas reacciones inmunológicas. La fluidoterapia y la administración de oxígeno pueden ayudar a mitigar los efectos de la anemia. Los gatitos que presenten síntomas más leves pueden estabilizarse mediante una separación precoz de la madre y una alimentación alternativa con leche de sustitución sin calostro.

La medida preventiva más importante es evitar los apareamientos incompatibles determinando de antemano los grupos sanguíneos de los progenitores. Si una gata del grupo sanguíneo B está preñada y el padre tiene el grupo sanguíneo A, los gatitos recién nacidos del grupo sanguíneo A o AB deben ser separados de la madre durante las primeras 24 a 48 horas tras el nacimiento y alimentados con leche artificial de cría para evitar la absorción de anticuerpos maternos. Esta medida sencilla pero eficaz puede reducir significativamente la incidencia de esta enfermedad mortal.

La isoeritrolisis neonatal sigue siendo una enfermedad rara pero grave, especialmente relevante en las poblaciones de gatos de raza con una elevada proporción de animales del grupo sanguíneo B. El desarrollo actual de pruebas genéticas y serológicas ofrece nuevas posibilidades para la detección precoz y la prevención de esta enfermedad, de modo que los gatitos afectados puedan ser protegidos a tiempo y se reduzca la tasa de mortalidad.

3.4 Lupus eritematoso sistémico felino

El lupus eritematoso sistémico (LES) felino es una enfermedad autoinmune rara pero grave que puede afectar a varios sistemas orgánicos. La enfermedad está causada por una desregulación del sistema inmunitario en la que las estructuras del propio organismo son falsamente reconocidas como extrañas y atacadas por una respuesta inmunitaria excesiva. Los mecanismos fisiopatológicos son complejos e incluyen una alteración de la regulación inmunitaria, la producción de autoanticuerpos y procesos inflamatorios que provocan daños tisulares en diversos órganos.

La causa exacta del LES felino no se conoce del todo, pero se cree que la predisposición genética es un factor importante. Los factores ambientales, las infecciones o las influencias hormonales podrían desempeñar un papel en el desarrollo o desencadenamiento de la enfermedad. El curso de la enfermedad suele ser insidioso y polifacético, lo que dificulta el diagnóstico. Dado que el LES puede afectar a numerosos sistemas orgánicos, las manifestaciones clínicas son muy variables y los síntomas pueden cambiar a lo largo de la enfermedad.

Una zona frecuentemente afectada es la piel, donde pueden aparecer síntomas dermatológicos como eritema, alopecia y lesiones ulcerosas. Son especialmente característicos los cambios en la nariz, las orejas o las patas, causados por la inflamación inmunomediada y la destrucción de las estructuras cutáneas. Las infecciones bacterianas secundarias pueden complicar aún más estas lesiones cutáneas. Además de las manifestaciones cutáneas, también son posibles las lesiones de las mucosas, que pueden manifestarse como estomatitis o úlceras en la zona oral.

Los riñones son otro órgano frecuentemente afectado, ya que los procesos autoinmunes pueden atacar las estructuras glomerulares y causar glomerulonefritis. La destrucción progresiva de la barrera de filtración glomerular provoca proteinuria, edema y, en casos avanzados, insuficiencia renal crónica. La proteinuria puede detectarse mediante análisis de orina, en los que se utiliza el cociente proteína-creatinina para evaluar la gravedad.

La afectación articular se caracteriza por una poliartritis inmunomediada, que se asocia a cojera, dolor y movilidad reducida. Los procesos inflamatorios en las cápsulas articulares provocan derrames, hinchazón y reducción de la función. Los síntomas pueden aparecer en episodios o persistir de forma crónica, lo que dificulta su diferenciación de otras causas de dolor articular.

Como el lupus eritematoso sistémico puede afectar a numerosos órganos, también son posibles otras manifestaciones clínicas. Entre ellas se encuentran la anemia y la trombocitopenia, causadas por autoanticuerpos contra las células sanguíneas y que pueden provocar una mayor tendencia a las hemorragias. También se han documentado miositis, síntomas neurológicos o afectación serosa con pleuritis o pericarditis. La variedad de síntomas y el curso episódico hacen que el diagnóstico sea un reto.

El diagnóstico del LES felino se basa en una combinación de examen clínico, pruebas de laboratorio y pruebas inmunológicas específicas. El análisis de sangre suele mostrar anemia regenerativa o no regenerativa, leucocitosis o leucopenia, así como un aumento de los marcadores inflamatorios. La detección de autoanticuerpos, en particular de anticuerpos antinucleares (ANA), es un indicador diagnóstico clave, aunque también pueden realizarse pruebas específicas de anticuerpos anti-DNA o anti-SM. La aspiración articular para analizar el líquido sinovial puede revelar infiltrados celulares inflamatorios, mientras que una biopsia renal puede aportar pruebas histológicas de nefritis lúpica.

El tratamiento del LES felino es complejo y tiene como objetivo controlar la respuesta inmunitaria excesiva y aliviar las molestias sintomáticas. Los fármacos inmunosupresores como los glucocorticoides son la base del tratamiento y a menudo se utilizan en combinación con otros fármacos inmunosupresores como la ciclosporina o el micofenolato mofetilo para lograr el control de la enfermedad a largo plazo. Las medidas de apoyo, como los ajustes dietéticos para reducir la carga renal, los analgésicos para la afectación articular o las terapias antibacterianas para las infecciones secundarias, son esenciales para el tratamiento de la enfermedad.

El curso de la enfermedad varía de un individuo a otro y depende de la gravedad de la afectación orgánica y del control terapéutico de los procesos inmunitarios. Un diagnóstico precoz y un tratamiento específico pueden mejorar significativamente la calidad de vida de los gatos afectados. La investigación en curso sobre la patogénesis y el tratamiento del LES felino está ayudando a optimizar el pronóstico de esta enfermedad rara pero grave.

3.5 Miopatías y enfermedades musculares hereditarias

Las miopatías y enfermedades musculares hereditarias son un grupo de enfermedades determinadas genéticamente que afectan a la estructura y función de los músculos y provocan trastornos progresivos del movimiento. Estas enfermedades raras son el resultado de mutaciones en genes responsables de proteínas esenciales en el metabolismo muscular, en la organización de las miofibrillas o en la transmisión de señales neuromusculares. La fisiopatología difiere según la enfermedad, pero todas tienen en común la alteración de la fuerza muscular, la contracción muscular o la capacidad de regeneración del tejido muscular.

La manifestación clínica de las miopatías genéticas varía en función del tipo de músculo afectado, el ritmo de progresión y el defecto genético subyacente. Los síntomas como la debilidad muscular, la marcha descoordinada o la reducción de la capacidad de recuperación suelen aparecer a una edad temprana. Algunas enfermedades provocan hipotonía generalizada , por la que los gatos afectados tienen dificultades para moverse o saltar, mientras que otras miopatías se asocian a rigidez muscular, temblores o parálisis episódica. En casos graves, la degeneración progresiva de las fibras musculares puede conducir a la atrofia, que se acompaña de una restricción significativa de la movilidad y una reducción de la masa muscular.

Un ejemplo bien conocido de miopatía hereditaria es la atrofia muscular espinal, una enfermedad degenerativa de las células nerviosas motoras de la médula espinal. Esta enfermedad provoca un deterioro de la transmisión de señales entre los nervios y los músculos, lo que da lugar a debilidad y atrofia muscular, sobre todo en las extremidades proximales. El curso de la enfermedad suele ser progresivo y conduce a una restricción creciente de la movilidad. Se ha identificado una mutación genética en el **gen SMN1** como causa de esta enfermedad, y los gatos afectados suelen mostrar un tono muscular reducido y problemas para trepar o saltar.

Otra enfermedad muscular hereditaria es la distrofia muscular felina, causada por mutaciones en el **gen de la distrofina**. La distrofina es una proteína estructural esencial para la estabilidad de la membrana de la célula muscular. Si esta proteína falta o es disfuncional, esto lleva a un aumento de la fragilidad de las células musculares y a un daño muscular progresivo. Clínicamente, los gatos afectados muestran debilidad muscular generalizada, una marcha inusualmente rígida y una resistencia reducida. A medida que la enfermedad progresa, puede producirse un aumento de la atrofia muscular, contracturas y deformidades esqueléticas, lo que deteriora gravemente la calidad de vida.

Otro grupo de miopatías genéticas incluye la miotonía, que se caracteriza por un retraso en la relajación muscular tras la contracción. Estas enfermedades suelen ser el resultado de mutaciones en los genes de los canales iónicos, responsables de la excitabilidad eléctrica de las fibras musculares. Los gatos con miopatías miotónicas muestran rigidez muscular persistente, especialmente tras periodos de descanso, así como dificultades con los cambios rápidos de movimiento. Estas enfermedades musculares no suelen ser potencialmente mortales, pero pueden tener un gran impacto en los patrones de movimiento y provocar alteraciones motoras.

El diagnóstico de las miopatías hereditarias se basa en una combinación de examen clínico, biopsia muscular, electromiografía y análisis genéticos. Una biopsia muscular puede detectar cambios histopatológicos como degeneración de fibras, necrosis de células musculares o fibrosis, mientras que la electromiografía puede revelar una excitabilidad neuromuscular alterada. Los modernos procedimientos de análisis genéticos permiten identificar con precisión las mutaciones causantes de la enfermedad y son esenciales para confirmar una miopatía hereditaria.

Al tratarse de enfermedades genéticas, aún no se dispone de una terapia causal. El tratamiento se centra en medidas sintomáticas para mantener la fuerza muscular, reducir la rigidez muscular y prevenir complicaciones secundarias. La fisioterapia puede mantener la movilidad, mientras que para aliviar los síntomas miotónicos pueden utilizarse fármacos como relajantes musculares o anticonvulsivos. En casos graves, puede ser necesaria una dieta de apoyo y la adaptación del entorno para maximizar la calidad de vida de los gatos afectados.

La investigación genética de las enfermedades musculares hereditarias ha avanzado en los últimos años, sobre todo en la identificación de mutaciones específicas y el desarrollo de enfoques terapéuticos experimentales. La terapia génica podría representar en el futuro una opción prometedora para determinadas miopatías hereditarias, al sustituir los genes defectuosos por copias funcionales. Hasta entonces, el diagnóstico genético sigue siendo una herramienta clave para la detección precoz, la prevención mediante estrategias de cría selectiva y una mejor evaluación del pronóstico de los animales afectados.

4. Enfermedades infecciosas raras

4.1 Peritonitis infecciosa felina (formas atípicas)

La peritonitis infecciosa felina (PIF) es una enfermedad grave, a menudo mortal, causada por una mutación del coronavirus felino (FCoV) en el organismo del gato. Mientras que la forma clásica de PIF se divide en húmeda (exudativa) y seca (granulomatosa), existen variantes raras y atípicas que suponen un reto diagnóstico y deben diferenciarse clínicamente de otras enfermedades. Estas formas raras suelen mostrar síntomas atípicos o afectar a sistemas orgánicos poco habituales, lo que dificulta su reconocimiento precoz y complica el diagnóstico diferencial.

Una forma rara de PIF es la forma puramente neurológica, en la que el sistema nervioso central se ve afectado principalmente. A diferencia de la PIF seca clásica, en la que pueden aparecer focos granulomatosos de inflamación en varios órganos, los gatos con esta forma muestran principalmente síntomas neurológicos como ataxia, convulsiones, inclinación de la cabeza o cambios de comportamiento. Esta forma es el resultado de la acumulación de infiltrados inflamatorios en las meninges o la médula espinal, lo que conduce a un deterioro progresivo de la función nerviosa. Como estos síntomas pueden desarrollarse gradualmente, la PIF neurológica suele confundirse con otras enfermedades neurodegenerativas o infecciosas como la toxoplasmosis o la epilepsia idiopática. El diagnóstico suele requerir una combinación de diagnóstico por imagen mediante resonancia magnética y análisis del LCR, que puede mostrar cambios celulares inflamatorios y aumento de las concentraciones de proteínas.

Otra variante rara de la PIF es la forma ocular, que afecta principalmente a los ojos. Esta forma suele darse junto con la PIF seca, pero en casos raros puede darse de forma aislada sin que otros sistemas orgánicos se vean afectados de forma reconocible. Los gatos con PIF ocular muestran signos como uveítis, opacidades corneales, hemorragias retinianas o anisocoria causada por la inflamación del iris y el cuerpo ciliar. Dado que las alteraciones oculares también pueden producirse en otras enfermedades como infecciones sistémicas, glaucoma o procesos neoplásicos, es necesario realizar un examen oftalmológico preciso. La punción de la cámara anterior del ojo puede aportar pruebas de la acumulación de proteínas inflamatorias, mientras que las pruebas serológicas o los análisis de PCR para FCoV en secreciones oculares pueden proporcionar la confirmación diagnóstica.

Las formas raras de PIF también pueden afectar a sistemas orgánicos individuales de forma aislada, sin que los síntomas sistémicos típicos como la fiebre, la anemia o el letargo estén en primer plano. La forma hepática focal, por ejemplo, se manifiesta por una inflamación crónica del hígado, que se acompaña de ictericia, niveles elevados de enzimas hepáticas y trastornos digestivos. La forma renal se manifiesta por una nefritis granulomatosa con proteinuria, aumento de las concentraciones de urea y creatinina y, en fases avanzadas, síntomas de insuficiencia renal crónica . Estas manifestaciones orgánicas aisladas dificultan especialmente el diagnóstico, ya que pueden confundirse con otras enfermedades inflamatorias o degenerativas crónicas.

Una forma extremadamente rara y poco investigada de PIF es la variante cutánea, en la que aparecen lesiones cutáneas granulomatosas en forma de bultos o úlceras ásperas que no cicatrizan. Estas alteraciones se deben probablemente a una reacción inmunitaria local desencadenada por macrófagos infectados en la piel. Como las manifestaciones dermatológicas son infrecuentes en la PIF, esta forma suele interpretarse erróneamente como una infección cutánea bacteriana o micótica. Sin embargo, una biopsia de las zonas cutáneas afectadas con posterior examen inmunohistoquímico puede detectar macrófagos FCoV-positivos y contribuir al diagnóstico.

El diagnóstico de la PIF atípica es un reto particular, ya que las pruebas serológicas y biológicas moleculares clásicas no siempre ofrecen resultados claros. Mientras que la medición de la glicoproteína α1-ácido o la muestra de Rivalta pueden ser útiles en la forma húmeda, estas pruebas suelen ser menos concluyentes en los cursos atípicos. En estos casos se requiere una combinación específica de diagnóstico por imagen, análisis de laboratorio, biopsias y detección específica por PCR de los órganos afectados para confirmar el diagnóstico.

El tratamiento de la PIF ha mejorado considerablemente en los últimos años con el desarrollo de nuevos fármacos antivirales, pero hay pocos datos sobre la eficacia de estas terapias en las formas atípicas de la enfermedad. Especialmente en el caso de manifestaciones orgánicas aisladas o de afectación neurológica, se requieren dosis más altas y una mayor duración de la terapia para conseguir un efecto antiviral suficiente. La detección precoz de estas formas raras de PIF es crucial para iniciar a tiempo un tratamiento específico y mejorar el pronóstico de los gatos afectados.

4.2 Histoplasmosis y otras infecciones fúngicas raras

La histoplasmosis y otras infecciones fúngicas raras son micosis oportunistas o sistémicas causadas por especies poco comunes de hongos y se dan en gatos principalmente en individuos inmunodeprimidos o en regiones geográficas específicas. Estas infecciones están causadas por la inhalación o inoculación directa de esporas fúngicas que se encuentran en el suelo o en materiales orgánicos. Dado que muchos de estos patógenos prosperan principalmente en determinadas condiciones climáticas, se producen con mayor frecuencia en regiones con alta humedad o en zonas con alta exposición a suelos contaminados. Las infecciones fúngicas pueden manifestarse de forma local o sistémica y a menudo dan lugar a cuadros crónicos de difícil diagnóstico que pueden confundirse con otras enfermedades infecciosas o neoplásicas.

La histoplasmosis está causada por el hongo dimórfico *Histoplasma capsulatum*, cuyas esporas se inhalan a través del aire y colonizan los pulmones tras la infección. Los gatos con un sistema inmunitario debilitado son especialmente susceptibles a la diseminación sistémica del patógeno, en la que los hongos pueden penetrar en diversos órganos a través de la sangre y el sistema linfático. Las manifestaciones clínicas varían mucho y pueden ir desde síntomas respiratorios leves hasta una enfermedad generalizada grave. La forma pulmonar se caracteriza por tos crónica, disnea y pérdida de peso, mientras que la forma diseminada puede afectar a múltiples sistemas orgánicos y se asocia a fiebre, anemia, hepatoesplenomegalia, linfadenopatía y síntomas gastrointestinales como diarrea. También puede afectar a la piel, que se manifiesta en forma de úlceras, lesiones granulomatosas o nódulos subcutáneos.

Además de la histoplasmosis, hay otras infecciones fúngicas raras que pueden darse en gatos, como la blastomicosis, la coccidioidomicosis y la criptococosis. La blastomicosis está causada por *Blastomyces dermatitidis* y afecta principalmente a las vías respiratorias, pero también puede ser sistémica y afectar a la piel, los huesos o el sistema nervioso central. La coccidioidomicosis, causada *por Coccidioides immitis*, se da en regiones secas y desérticas y se manifiesta con síntomas pulmonares y sistémicos que pueden llevar a una inflamación granulomatosa grave en órganos y articulaciones. La criptococosis, causada *por Cryptococcus neoformans* o *Cryptococcus gattii*, tiene especial afinidad por el sistema nervioso y el tracto respiratorio superior y puede causar déficits neurológicos, así como pólipos nasales o nódulos subcutáneos.

El diagnóstico de las infecciones fúngicas raras requiere una combinación de examen clínico, técnicas de imagen, cultivos microbiológicos y pruebas biológicas moleculares. El examen citológico o histopatológico del tejido afectado puede aportar pruebas de estructuras fúngicas típicas, mientras que las pruebas serológicas o la detección de antígenos pueden ayudar a confirmar el diagnóstico. Los cultivos fúngicos son fiables desde el punto de vista diagnóstico, pero requieren un periodo de incubación más largo, mientras que los métodos genéticos moleculares como la PCR permiten una identificación rápida. En muchos casos, la diferenciación de las infecciones fúngicas de otras enfermedades granulomatosas como la PIF o la neoplasia sólo es posible mediante biopsias específicas y pruebas de laboratorio especializadas.

El tratamiento de estas infecciones fúngicas poco frecuentes se basa en la administración a largo plazo de antimicóticos, que inhiben el crecimiento de los hongos y tienen por objeto controlar la diseminación sistémica. Los antifúngicos azólicos, como el itraconazol o el fluconazol, suelen ser la primera elección, ya que tienen una buena biodisponibilidad oral y son menos tóxicos que la anfotericina B, que puede administrarse por vía intravenosa en casos graves. La duración del tratamiento varía en función de la gravedad de la infección y puede oscilar entre varios meses y un año, ya que las infecciones fúngicas suelen responder lentamente al tratamiento y la interrupción precoz de la medicación puede dar lugar a recidivas. En algunos casos pueden ser necesarias medidas de apoyo como terapias antiinflamatorias o intervenciones quirúrgicas para extirpar lesiones granulomatosas de gran tamaño.

El pronóstico de las infecciones fúngicas raras depende en gran medida de la detección precoz, el estado inmunitario del gato afectado y la respuesta al tratamiento. Mientras que las infecciones localizadas son fácilmente tratables, las formas diseminadas pueden tener un pronóstico grave, especialmente si afectan al sistema nervioso central o a órganos vitales. Debido a la dificultad del diagnóstico y a la necesidad de una terapia prolongada, la detección precoz es esencial para mejorar las posibilidades de recuperación y minimizar las complicaciones.

4.3 Bartonelosis

La bartonelosis, también conocida como enfermedad por arañazo de gato , es una infección causada por bacterias del género *Bartonella* que puede afectar tanto a gatos como a humanos. Aunque la mayoría de los casos son leves o asintomáticos, en raras ocasiones pueden producirse infecciones sistémicas graves que pueden poner en peligro la vida. Estas formas graves afectan principalmente a gatos inmunodeprimidos o con infecciones adicionales, pero también pueden darse en animales inmunocompetentes.

La enfermedad está causada principalmente por *Bartonella henselae*, una bacteria intracelular que persiste en los glóbulos rojos y las células endoteliales. Los gatos suelen infectarse con *Ctenocephalides felis* a través de la picadura de pulgas infectadas, y la bacteria puede entrar en el organismo a través de las heces de la pulga en pequeñas heridas o por ingestión oral. Aunque la mayoría de los gatos sólo desarrollan una bacteriemia transitoria y no muestran síntomas clínicos, los casos graves pueden provocar una infección sistémica con afectación de múltiples órganos.

Las manifestaciones clínicas en gatos con bartonelosis extrema incluyen fiebres crónicas, letargo, pérdida de apetito y debilitamiento progresivo del sistema inmunitario. En algunos casos, se desarrolla una hiperplasia linfática que da lugar a ganglios linfáticos muy inflamados y dolorosos. Estos ganglios linfáticos inflamados pueden desarrollar enemas necróticos que favorecen la sobreinfección bacteriana.

Además de la afectación del sistema linfático, la bartonelosis también puede causar complicaciones cardiovasculares en casos graves. La infección de las células endoteliales puede provocar endocarditis, que afecta sobre todo a las válvulas cardiacas y puede ir acompañada de insuficiencia cardiaca grave. Los gatos con endocarditis inducida por Bartonella suelen presentar síntomas como disnea, soplos cardíacos y edema periférico. Como esta forma de la enfermedad es difícil de diagnosticar, a menudo sólo se reconoce en una fase avanzada, cuando ya se han producido daños irreversibles en las válvulas cardiacas.

Otro síndrome clínico grave asociado a la bartonelosis es la poliartritis inmunomediada. Esta forma de la enfermedad se caracteriza por articulaciones dolorosas e hinchadas y una marcada restricción del movimiento. Los gatos afectados muestran cojera, extremidades rígidas y actividad reducida. Pueden detectarse cambios inflamatorios en el líquido sinovial, que pueden estar asociados a una reacción autoinmune.

Además de las manifestaciones clásicas, la bartonelosis también puede causar síntomas neurológicos en casos graves. Estas formas poco frecuentes se caracterizan por desorientación, convulsiones y patrones de movimiento atáxicos. Una posible patogenia es la invasión directa del sistema nervioso central o una reacción inmunomediada contra las estructuras neuronales.

El diagnóstico de la bartonelosis grave es complejo, ya que la bacteria persiste intracelularmente y en muchos casos sólo es detectable de forma intermitente en la sangre. Las pruebas serológicas de anticuerpos de Bartonella pueden proporcionar indicios de una infección, pero no siempre son concluyentes, ya que también pueden detectarse anticuerpos en gatos con infecciones previas. Un diagnóstico directo por PCR a partir de sangre, tejido o líquido sinovial permite una identificación más precisa del patógeno. En casos graves, puede ser necesaria una biopsia de tejido infectado o un cultivo de la bacteria para confirmar el diagnóstico.

El tratamiento de las formas extremas de bartonelosis es un reto, ya que las bacterias son de difícil acceso para muchos antibióticos debido a su localización intracelular. La terapia combinada con macrólidos como la azitromicina o fluoroquinolonas como la enrofloxacina suele utilizarse para garantizar una eliminación bacteriana eficaz. El tratamiento debe administrarse durante un largo periodo de tiempo, ya que pueden producirse infecciones recurrentes si se interrumpe demasiado pronto. En casos graves con afectación cardiaca o síntomas neurológicos, puede ser necesario un tratamiento de apoyo con fármacos antiinflamatorios o inmunomoduladores.

El pronóstico de la bartonelosis grave depende de la gravedad de la afectación orgánica y de la respuesta al tratamiento. Mientras que las formas leves de la enfermedad son fácilmente tratables, una infección sistémica por Bartonella con endocarditis o poliartritis puede causar daños a largo plazo o incluso ser mortal. El diagnóstico precoz y el tratamiento antibiótico específico son cruciales para detener la progresión de la enfermedad y minimizar las complicaciones.

La prevención desempeña un papel clave en el control de la bartonelosis, en particular mediante una profilaxis antipulgas sistemática para evitar la transmisión del patógeno. Los gatos que viven en zonas de riesgo o entran en contacto frecuente con otros gatos deben ser examinados regularmente para detectar infecciones, con el fin de reconocer y tratar los cursos graves de la enfermedad en una fase temprana.

4.4 Rickettsiosis y enfermedades bacterianas raras

Las rickettsiosis y otras infecciones bacterianas raras transmitidas por garrapatas o pulgas plantean un reto diagnóstico en medicina veterinaria. Estas infecciones están causadas por bacterias intracelulares obligadas que se multiplican en células endoteliales, monocitos o eritrocitos y pueden provocar diversas enfermedades sistémicas. Como muchas de estas bacterias causan una infección latente o producen síntomas inespecíficos, el diagnóstico a menudo pasa desapercibido o sólo se realiza en una fase avanzada.

Las rickettsiosis están causadas por bacterias del género *Rickettsia* y son una de las enfermedades infecciosas transmitidas por vectores más importantes. La transmisión se produce principalmente a través de las garrapatas, por lo que las bacterias se localizan en las glándulas salivales de los vectores infectados y penetran en el huésped durante la succión de sangre. Tras la infección, los patógenos infectan las células endoteliales de los vasos sanguíneos y causan vasculitis, que provoca reacciones inflamatorias sistémicas y daños orgánicos. Clínicamente, la rickettsiosis suele manifestarse con fiebre episódica, letargo y anemia, pero también puede causar síntomas neurológicos o trastornos de la coagulación. La infección crónica puede provocar daños en múltiples órganos, especialmente si existe una disfunción inmunitaria secundaria o coinfección con otros patógenos transmitidos por garrapatas.

Además de la rickettsiosis , los gatos también pueden verse afectados por otras infecciones bacterianas raras que son transmitidas por artrópodos. Una de estas infecciones es la ehrlichiosis, causada por bacterias del género *Ehrlichia*. Estas bacterias infectan preferentemente a los monocitos y provocan una respuesta inmunitaria que puede asociarse a una alteración profunda de la función hematopoyética. Los gatos con ehrlichiosis suelen desarrollar trombocitopenia crónica, que puede caracterizarse por tiempos de sangrado prolongados y una mayor tendencia a la formación de hematomas. Además, la infección puede causar dolor articular, síntomas neurológicos o inmunosupresión generalizada, lo que favorece la progresión de infecciones secundarias.

Otra infección transmitida por garrapatas es la anaplasmosis, causada por bacterias del género *Anaplasma*. Estos patógenos infectan preferentemente granulocitos o eritrocitos y provocan bacteriemias cíclicas, que se acompañan de fiebre intermitente, linfadenopatías y debilidad generalizada. La infección puede existir de forma subclínica, pero también puede manifestarse en una fase aguda con cambios hematológicos graves. En los casos graves, se produce anemia hemolítica, que puede agravarse por la destrucción inmunomediada de los eritrocitos infectados.

El diagnóstico de las rickettsiosis y otras infecciones bacterianas raras requiere una combinación de exámenes clínicos, análisis hematológicos y detección biológica molecular. Como muchas de estas bacterias persisten intracelularmente, los métodos de cultivo convencionales no suelen ser adecuados para detectar una infección. Las pruebas serológicas pueden aportar pruebas de exposición, pero no distinguen entre una infección actual y una pasada. Los análisis de PCR son la detección más sensible de una infección activa, ya que pueden detectar directamente el genoma bacteriano en muestras de sangre o biopsias de tejido. La citología puede visualizar cuerpos de inclusión característicos en las células infectadas, pero no siempre es suficientemente sensible.

El tratamiento de las infecciones bacterianas transmitidas por artrópodos se basa en la administración de antibióticos específicos capaces de eliminar los patógenos intracelulares. Las tetraciclinas, como la doxiciclina, son el fármaco de elección, ya que tienen una gran afinidad por las células infectadas e inhiben eficazmente la replicación bacteriana. El tratamiento debe llevarse a cabo durante varias semanas para garantizar la erradicación completa de los patógenos y prevenir las recaídas. En los casos graves, sobre todo si hay complicaciones hematológicas o neurológicas, puede ser necesario un tratamiento de apoyo que incluya la sustitución de líquidos, transfusiones de sangre o fármacos inmunomoduladores.

La prevención mediante un control eficaz de garrapatas y pulgas es la protección más importante contra las rickettsias y otras infecciones bacterianas raras. Los preparados spot-on o los insecticidas orales pueden prevenir la transmisión de los patógenos matando a los ectoparásitos antes de que se produzca la infección. Los gatos que viven en regiones con una alta prevalencia de infecciones vectoriales deben someterse a controles periódicos para detectar síntomas y, si es necesario, a pruebas serológicas, con el fin de reconocer y tratar las infecciones en una fase temprana.

4.5 Parvovirus felino

El parvovirus felino (FPV), el agente causante de la panleucopenia felina, es una enfermedad altamente infecciosa y potencialmente mortal que afecta principalmente a los gatos no vacunados. Mientras que la forma clásica de la infección se caracteriza por daño gastrointestinal agudo, inmunosupresión grave y complicaciones que a menudo ponen en peligro la vida, existen formas atípicas de la enfermedad que no se corresponden con el cuadro clínico típico. Estas infecciones inusuales dificultan el diagnóstico, ya que pueden confundirse con otras enfermedades o sólo se reconocen en una fase tardía.

Una forma rara de infección por parvovirus se presenta en un curso subclínico o leve, en el que los gatos sólo muestran síntomas leves como molestias gastrointestinales transitorias o leucopenia leve. En algunos casos, el virus puede persistir o tener una baja actividad de replicación, de modo que la infección pasa desapercibida o sólo se manifiesta a través de una enfermedad secundaria. Los gatos con un sistema inmunitario funcional pero debilitado, por ejemplo debido a una infección simultánea por FeLV o FIV, pueden desarrollar una forma prolongada e insidiosa de la enfermedad, que se manifiesta principalmente en una inmunodeficiencia crónica.

Otro curso atípico se refiere a las infecciones neonatales, que pueden manifestarse en defectos neurológicos o trastornos del desarrollo. Si una gata preñada está infectada por FPV o la infección se manifiesta en las primeras semanas de vida, puede producirse una hipoplasia cerebelosa, en la que el desarrollo del cerebelo se ve afectado. Los gatitos afectados muestran síntomas como ataxia, movimientos descoordinados y temblores, mientras que otros sistemas orgánicos permanecen anodinos. Esta forma de infección no es progresiva, pero los déficits neurológicos persisten de por vida.

Una forma rara pero especialmente grave de infección por FPV es la miocarditis parvovírica, que afecta principalmente a gatitos jóvenes que se infectaron en el útero o poco después de nacer. En estos casos, el virus ataca las células miocárdicas en desarrollo, provocando una enfermedad miocárdica aguda o crónica. Los gatos con esta forma de la enfermedad pueden desarrollar arritmias, disnea o signos de insuficiencia cardiaca congestiva, que sólo se vuelve sintomática después de varias semanas o meses. El diagnóstico es especialmente difícil, ya que esta forma de la enfermedad puede confundirse con una enfermedad cardiovascular primaria.

Otra presentación inusual de las infecciones por FPV es la inmunopatología causada por una respuesta inflamatoria exagerada. Aunque el virus suele tener un efecto citopático directo sobre la médula ósea y la mucosa intestinal, en casos raros los mecanismos inmunomediados pueden desempeñar un papel, especialmente en gatos con enfermedad inmunológica preexistente. Estas reacciones pueden conducir a una inflamación generalizada grave, complicaciones autoinmunes o daño vascular que se manifiesta como inflamación de múltiples órganos.

El diagnóstico de las infecciones atípicas por parvovirus es complejo, ya que las pruebas clásicas se centran en la detección de antígenos virales en las heces o de anticuerpos en la sangre. En las formas atípicas, especialmente si el virus persiste o afecta a un órgano inusual, puede ser necesario el análisis por PCR de varias muestras de tejido para detectar la infección. Una biopsia de los órganos afectados, como el cerebelo, el miocardio o la médula ósea, puede aportar pruebas histopatológicas de daños asociados al parvovirus, especialmente si se aprecian cambios citopáticos característicos.

El tratamiento de las infecciones atípicas por FPV depende de la forma concreta de la enfermedad. Mientras que la panleucopenia clásica se trata con medidas de apoyo como fluidoterapia, antibióticos para controlar la infección y transfusiones de sangre si es necesario, las formas atípicas requieren un tratamiento personalizado. Los gatitos con hipoplasia cerebelosa requieren apoyo a largo plazo y fisioterapia para mejorar la coordinación. La miocarditis puede requerir un tratamiento cardioprotector con diuréticos o inhibidores de la ECA, mientras que las formas inmunomediadas pueden requerir tratamientos inmunosupresores o antiinflamatorios.

La prevención sigue siendo la protección más importante frente a las infecciones por FPV, ya que la vacunación protege de forma fiable frente a las formas clásica y atípica. Debe comprobarse el estado de vacunación de las gatas gestantes para prevenir infecciones neonatales. En los hogares con infecciones recurrentes por FPV o infecciones persistentes, se requieren medidas de higiene exhaustivas, ya que los parvovirus tienen una resistencia ambiental extremadamente alta y pueden seguir siendo infecciosos durante mucho tiempo.

4.6   Encefalopatía espongiforme bovina (comparable a la EEB)

La encefalopatía espongiforme felina es una enfermedad neurodegenerativa extremadamente rara causada por proteínas priónicas mal plegadas y está relacionada con la encefalopatía espongiforme bovina (EEB). Esta enfermedad mortal afecta al sistema nervioso central y provoca la destrucción progresiva de las estructuras neuronales, dando lugar a diversos síntomas neurológicos y de comportamiento. La enfermedad se describió por primera vez en los años 90, cuando los gatos enfermaron tras ingerir alimentos contaminados con EEB, lo que sugiere que se trata de una encefalopatía espongiforme transmisible, similar a la enfermedad de Creutzfeldt-Jakob en humanos.

La patogénesis de la encefalopatía espongiforme se basa en el mal plegamiento de una proteína endógena, la proteína priónica (PrP), que no tiene efectos patológicos en su forma normal. Al entrar en contacto con una variante patológicamente mal plegada (PrP^Sc), la estructura de la proteína priónica normal cambia y adopta una forma infecciosa y agregante. Estas proteínas alteradas se depositan en las células nerviosas y provocan una neurodegeneración progresiva, que se caracteriza por la vacuolización del tejido cerebral, la disfunción sináptica y la muerte de las células neuronales. El término "espongiforme" deriva de los cambios esponjosos que se producen en el cerebro, visibles microscópicamente como estructuras porosas y vacuoladas.

Los síntomas clínicos aparecen gradualmente y se desarrollan a lo largo de semanas o meses. Los primeros signos suelen incluir cambios en el comportamiento, como un aumento de la ansiedad, inquietud o una respuesta alterada a los estímulos ambientales. Los gatos afectados muestran una disfunción motora progresiva, que puede manifestarse en ataxia, temblores musculares y movimientos descoordinados. En fases avanzadas, se producen déficits neurológicos graves, como convulsiones, hiperestesia, posturas anómalas de la cabeza y pérdida de los reflejos propioceptivos normales. La enfermedad es irreversible, y la fase final provoca parálisis completa, coma y muerte.

El diagnóstico es difícil, ya que no existen pruebas diagnósticas específicas en vivo. La sospecha de diagnóstico clínico se basa en el curso típico de la enfermedad y en la exclusión de otras enfermedades neurológicas como encefalopatías víricas o inflamatorias, trastornos metabólicos o intoxicaciones tóxicas. La confirmación final sólo puede hacerse post mortem mediante el examen histopatológico del cerebro, en el que se detectan los cambios vacuolares característicos y la acumulación de proteínas priónicas patológicas. Las técnicas de tinción inmunohistoquímica y Western blot pueden ayudar a identificar claramente los depósitos de PrP^Sc.

Al tratarse de una enfermedad priónica, no existe una terapia eficaz. Todas las encefalopatías espongiformes conocidas son mortales, ya que las proteínas priónicas son extremadamente resistentes a la degradación enzimática y se multiplican progresivamente en el tejido nervioso. Las medidas de apoyo pueden aliviar los síntomas a corto plazo, pero no es posible detener el curso de la enfermedad. A menudo se considera la eutanasia en fases avanzadas para evitar sufrimientos innecesarios a los animales afectados.

La prevención es la única protección eficaz contra la infección por priones. El control estricto de la alimentación animal en busca de ingredientes potencialmente contaminados ha contribuido a reducir drásticamente la incidencia de la encefalopatía espongiforme felina . Dado que la enfermedad se transmitía principalmente a través del consumo de productos cárnicos contaminados con EEB, las modernas normativas legales para el control de las harinas animales y los residuos cárnicos son esenciales para la prevención de nuevos casos. Sin embargo, debido al larguísimo periodo de incubación, en raras ocasiones la enfermedad puede seguir manifestándose años después de la exposición.

La investigación de las enfermedades priónicas sigue siendo un reto, ya que aún no se comprenden del todo los mecanismos moleculares de la replicación del prión y el daño neuronal. Estudios en diversos modelos animales han demostrado que los factores genéticos pueden influir en la susceptibilidad a los priones, lo que sugiere que ciertas razas de gatos pueden ser más susceptibles a esta enfermedad. A largo plazo, una mejor comprensión de la biología de los priones podría permitir nuevos enfoques terapéuticos, pero en la actualidad la encefalopatía espongiforme felina sigue siendo una enfermedad neurológica rara pero incurable con un desenlace fatal.

5. Enfermedades neurológicas

5.1 Disautonomía felina (síndrome de Key-Gaskell)

La disautonomía felina , también conocida como síndrome de Key-Gaskell , es una enfermedad neurológica rara que afecta al sistema nervioso autónomo y provoca una disfunción grave de varios órganos internos. La causa exacta de la enfermedad no se conoce del todo, pero se sospecha de una patogénesis neurodegenerativa asociada a una pérdida progresiva de células nerviosas autónomas. El sistema nervioso autónomo controla un gran número de funciones corporales vitales, como la regulación de la frecuencia cardiaca, la digestión, el control respiratorio y el control de la reacción pupilar. La disfunción de este sistema conduce a un deterioro de la transmisión de señales entre el sistema nervioso y los órganos, que se manifiesta en múltiples síntomas clínicos.

La enfermedad puede afectar a gatos de cualquier edad, pero es más común en animales jóvenes. Los síntomas iniciales suelen desarrollarse gradualmente e incluyen una combinación de anomalías gastrointestinales, oftalmológicas, cardiacas y respiratorias. Un rasgo característico de la disautonomía felina es un trastorno grave de la motilidad gastrointestinal, que puede manifestarse con estreñimiento crónico, retraso del vaciado gástrico y megacolon. Los gatos afectados a menudo muestran un estómago hinchado, vómitos repetidos o un rechazo total a comer. La alteración del peristaltismo puede provocar una sobrecarga gástrica o un íleo paralítico potencialmente mortales, que requieren una intervención médica inmediata.

Otro síntoma notable es la reducción o ausencia de reacción pupilar a la luz en ambos lados. Los gatos con disautonomía suelen mostrar pupilas muy dilatadas (midriasis), que reaccionan lentamente o no reaccionan en absoluto a los estímulos visuales. Esto puede provocar sensibilidad a la luz y problemas visuales. También suele reducirse la producción de lágrimas, lo que provoca sequedad ocular (queratoconjuntivitis seca). El deterioro de la función de las glándulas salivales también puede reducir la producción de saliva y, por tanto, provocar dificultades para comer o tragar.

El deterioro del sistema cardiovascular se manifiesta en una frecuencia cardiaca reducida (bradicardia), que está causada por una disfunción del sistema nervioso parasimpático. Este cambio puede ir acompañado de una respuesta reducida al estrés o al esfuerzo, lo que a menudo hace que los gatos con disautonomía parezcan letárgicos o muestren una tolerancia reducida al ejercicio. En casos graves, puede producirse una presión arterial baja (hipotensión) y una restricción del flujo sanguíneo a los órganos vitales.

La respiración también puede verse afectada, ya que el sistema nervioso autónomo desempeña un papel importante en el control de los músculos bronquiales y la frecuencia respiratoria. Algunos gatos muestran patrones respiratorios anormales o dificultad para respirar, especialmente en situaciones de estrés. Esto puede deberse a una reducción del control de las vías respiratorias o a un deterioro de la función pulmonar.

El diagnóstico de la disautonomía felina es difícil, ya que no existe ninguna prueba de laboratorio específica para esta enfermedad. El diagnóstico se basa en el examen clínico, la historia clínica y la exclusión de otras enfermedades neurológicas o internas. Una pista diagnóstica importante es la combinación de síntomas típicos, especialmente midriasis con ausencia de respuesta pupilar junto con trastornos graves de la motilidad gastrointestinal. Para apoyar el diagnóstico pueden utilizarse pruebas farmacológicas específicas, como la administración de pilocarpina para comprobar la respuesta pupilar o de betanecol para evaluar la motilidad gástrica. Las técnicas de imagen como la radiografía o la ecografía pueden aportar pruebas de dilatación del estómago o el intestino, mientras que las pruebas electrofisiológicas pueden evaluar más a fondo la función del sistema nervioso autónomo.

No existe una terapia específica para la disautonomía felina, ya que se trata de una enfermedad neurológica progresiva para la que no se dispone de tratamiento curativo. Por lo tanto, la terapia se centra en el tratamiento sintomático de los sistemas orgánicos afectados. Para favorecer la función gastrointestinal, pueden administrarse procinéticos para promover la motilidad gástrica e intestinal. En casos graves, puede ser necesaria la evacuación manual del intestino o la intervención quirúrgica por megacolon. Las lágrimas artificiales o las pomadas oculares pueden mantener los ojos húmedos y reducir así el riesgo de inflamación de la córnea.

El pronóstico de la enfermedad es de reservado a desfavorable, ya que se trata de un trastorno neurodegenerativo progresivo. Algunos gatos muestran una lenta mejoría de los síntomas a lo largo de varios meses, mientras que otros experimentan un deterioro constante de la función orgánica . La detección precoz de la enfermedad y un tratamiento de apoyo específico pueden ayudar a mejorar la calidad de vida de los gatos afectados y prevenir complicaciones graves. No obstante, la disautonomía felina sigue siendo una enfermedad neurológica rara pero grave con opciones de tratamiento limitadas.

5.2   Neuropatía idiopática del trigémino

La neuropatía idiopática del trigémino es un trastorno neurológico raro caracterizado por una disfunción aguda, generalmente indolora, del nervio trigémino. Este nervio craneal es responsable de la inervación motora de los músculos masticatorios y del suministro sensorial a la cara, la cavidad oral y el cuero cabelludo. Un trastorno de este nervio conduce sobre todo a una pérdida repentina de la función de los músculos masticatorios, que se manifiesta en una debilidad pronunciada de la mandíbula e incapacidad para moverla activamente. No se conoce la causa exacta de la enfermedad, por lo que se clasifica como idiopática.

La patogénesis de la neuropatía del trigémino se basa presumiblemente en un daño inflamatorio o inmunomediado de la porción motora del nervio trigémino. Se supone que una reacción autoinmune o una reacción inflamatoria postinfecciosa provoca una desmielinización o disfunción temporal del nervio. Como no se detecta ningún daño estructural, la enfermedad es reversible en la mayoría de los casos. Aunque en algunos casos se sospecha una conexión con infecciones víricas o inflamaciones sistémicas, todavía no se ha identificado una causa clara.

El principal síntoma de la neuropatía idiopática del trigémino es la aparición repentina de debilidad mandibular, lo que significa que el gato afectado ya no puede cerrar activamente la boca ni moverla de forma controlada. Esto se manifiesta en una mandíbula inferior caída, que dificulta al gato comer, beber y alimentarse. En la mayoría de los casos, la sensibilidad de la cara y la cavidad bucal permanece intacta, de modo que los animales afectados son capaces de percibir tactos y estímulos. A pesar de la limitación de la función mandibular, la mayoría de los gatos no muestran signos de dolor o inflamación.

Además del deterioro de los músculos de la masticación, en raras ocasiones puede haber síntomas neurológicos acompañantes. Entre ellos se incluyen una reducción del reflejo de cierre de los párpados, una disminución de la sensibilidad en la zona facial o una atrofia muscular asimétrica si la enfermedad persiste durante un periodo de tiempo prolongado. En la mayoría de los casos, sin embargo, la neuropatía del trigémino se limita a las partes motoras, por lo que no se reconocen déficits neurológicos adicionales.

El diagnóstico de la neuropatía idiopática del trigémino se basa en una combinación de examen clínico y exclusión de otras causas de parálisis mandibular. Dado que no existen parámetros de laboratorio específicos que puedan detectar directamente la enfermedad, es esencial realizar un examen neurológico detallado. Un examen electromiográfico de los músculos afectados puede aportar pruebas de daño neurogénico, mientras que la resonancia magnética (RM) o la tomografía computarizada (TC) pueden ser necesarias para descartar lesiones estructurales como tumores, inflamaciones o traumatismos en la zona del nervio trigémino.

El tratamiento de la neuropatía idiopática del trigémino es principalmente de apoyo, ya que la enfermedad es autolimitada en la mayoría de los casos y se resuelve espontáneamente en pocas semanas. La medida más importante es asegurar la ingesta de alimentos y líquidos, ya que los gatos afectados suelen ser incapaces de comer o beber por sí mismos. Si es necesario, puede administrarse una dieta temporal de comida blanda o líquida con jeringa. En casos graves, puede ser necesaria la colocación de una sonda de alimentación para garantizar una ingesta adecuada de calorías y líquidos.

Como probablemente se trate de una enfermedad inflamatoria o inmunomediada, en algunos casos pueden administrarse fármacos antiinflamatorios o inmunosupresores, como los corticosteroides, para acelerar la recuperación. La necesidad de esta terapia se considera de forma individual, ya que la mayoría de los gatos muestran una mejoría espontánea incluso sin intervención farmacológica. La fisioterapia de apoyo puede ayudar a estimular los músculos de la masticación y promover el restablecimiento de la fuerza muscular.

El pronóstico de la neuropatía idiopática del trigémino es bueno en la mayoría de los casos, ya que la función nerviosa se recupera en gran medida en un plazo de dos a seis semanas. En casos raros, puede producirse una debilidad muscular residual o una ligera atrofia de los músculos masticatorios, pero esto no suele afectar a la calidad de vida del gato afectado. Las recidivas son raras, por lo que la enfermedad se presenta una sola vez en la mayoría de los casos. El deterioro a largo plazo es poco probable, a menos que se produzcan complicaciones secundarias como deshidratación o desnutrición.

5.3 Hiperekplexia felina (enfermedad del sobresalto)

La hiperekplexia felina, también conocida como "enfermedad del sobresalto", es un trastorno neurológico raro caracterizado por una respuesta de sobresalto extrema ante estímulos sensoriales repentinos como el sonido o el tacto. Esta enfermedad se considera un trastorno genético de la señalización inhibitoria en el sistema nervioso central y muestra paralelismos con enfermedades similares descritas en otras especies, incluidos los seres humanos y los perros.

Se cree que la causa de la hiperekplexia felina es un mal funcionamiento de los receptores de glicina, que desempeñan un papel esencial en la inhibición de la transmisión de estímulos neuronales en la médula espinal y el tronco encefálico. La glicina es un neurotransmisor inhibidor responsable del control de la tensión muscular y la modulación de los reflejos. Una alteración genética de esta vía de señalización conduce a una respuesta motora excesiva a los estímulos sensoriales, lo que provoca una contracción muscular repentina e incontrolada o una congelación temporal.

La presentación clínica de la enfermedad se caracteriza por una respuesta de sobresalto exagerada ante ruidos repentinos, tacto o movimientos inesperados en el entorno. Los gatos afectados se congelan bruscamente, muestran rigidez muscular transitoria y pueden permanecer inmóviles durante varios segundos. En algunos casos, esta reacción puede ir acompañada de un colapso abrupto, pero esto no debe confundirse con un ataque epiléptico, ya que se mantiene la consciencia. La rigidez muscular suele desaparecer en unos segundos, tras los cuales el gato vuelve a moverse con normalidad.

La gravedad de los síntomas puede variar, ya que algunos gatos sólo muestran reacciones leves, mientras que otros animales desarrollan una marcada hiperekplexia asociada a rigidez repetitiva o disfunción motora grave. En los casos más graves, la enfermedad puede asociarse a una hipertonía muscular persistente que conduce a un aumento de la rigidez de las extremidades y de la incoordinación. Como los gatos afectados pueden aprender a evitar ciertos desencadenantes, su comportamiento puede cambiar con el tiempo, haciéndolos parecer más ansiosos o cautelosos.

El diagnóstico de la hiperekplexia felina es difícil, ya que se trata de un trastorno poco frecuente y muchos otros trastornos neurológicos o musculares pueden causar síntomas similares. El diagnóstico se basa en la observación clínica de las reacciones típicas de sobresalto y la exclusión de otras causas como ataques epilépticos, miotonía o lesiones estructurales del sistema nervioso central. Los exámenes electromiográficos pueden aportar pruebas de una actividad muscular alterada, mientras que las pruebas genéticas, si están disponibles, podrían identificar una mutación específica en el gen del receptor de glicina.

Como se trata de una enfermedad genética, no existe una terapia causal que pueda corregir la disfunción subyacente del receptor de glicina. Por lo tanto, el tratamiento se centra en medidas sintomáticas para reducir la respuesta de sobresalto y mejorar la calidad de vida de los gatos afectados. Fármacos como las benzodiacepinas u otras sustancias GABAérgicas pueden modular la neurotransmisión inhibitoria y reducir así la excitabilidad excesiva del sistema nervioso. En los casos leves, el tratamiento farmacológico no suele ser necesario, ya que los gatos aprenden a sobrellevar la enfermedad con el tiempo y se adaptan a determinados estímulos.

El pronóstico de la hiperekplexia felina depende de la gravedad de los síntomas. Los gatos con formas leves de la enfermedad pueden mantener una calidad de vida casi normal, mientras que los animales gravemente afectados pueden desarrollar deficiencias motoras persistentes. Al tratarse de una enfermedad genética, los animales afectados no deben utilizarse para la cría para evitar la transmisión de la mutación. A largo plazo, la investigación de esta rara enfermedad neurológica sigue siendo importante para desarrollar posibles enfoques terapéuticos y comprender mejor la fisiopatología.

6. Enfermedades hormonales y metabólicas

6.1 Diabetes insípida felina

La diabetes insípida felina es una enfermedad endocrinológica poco frecuente que se caracteriza por una alteración de la regulación del equilibrio hídrico. A diferencia de la diabetes mellitus generalizada, causada por la resistencia a la insulina o su deficiencia, la diabetes insípida se debe a una producción o acción insuficientes de la hormona antidiurética (ADH, vasopresina). Esta hormona se produce en el hipotálamo y se libera a través de la hipófisis, donde controla la reabsorción de agua en los riñones. Una deficiencia o resistencia a la ADH conduce a la excreción de grandes cantidades de orina desproporcionadamente diluida, lo que provoca una pérdida grave de líquidos y una polidipsia compensatoria.

Existen dos formas principales de diabetes insípida felina: el tipo central y el tipo nefrogénico. La diabetes insípida central está causada por una producción o liberación insuficiente de ADH en el hipotálamo o la hipófisis. Este trastorno puede ser idiopático o estar causado por lesiones estructurales como tumores, inflamaciones o traumatismos en el hipotálamo o la hipófisis. En algunos casos, la diabetes insípida central también puede ser secundaria a un traumatismo craneoencefálico o a una intervención quirúrgica cerebral.

En cambio, la diabetes insípida nefrógena es el resultado de una insensibilidad de los túbulos renales a la ADH.

Aunque la hormona se produce en cantidades suficientes, los receptores de los riñones no reaccionan adecuadamente, por lo que no puede producirse una reabsorción eficaz de agua. Esta forma de la enfermedad puede ser congénita o secundaria a diversos factores como la enfermedad renal, los desequilibrios electrolíticos o los efectos de la medicación. La hipercalcemia crónica o la hipopotasemia, en particular, pueden alterar la función de los receptores de ADH en los riñones.

El principal síntoma de la diabetes insípida felina es la poliuria extrema, es decir, la excreción excesiva de orina, que a menudo puede ser de diez a veinte veces superior a lo normal. La orina excretada está muy diluida y tiene una gravedad específica muy baja, ya que los riñones son incapaces de retener agua de forma eficaz. Para compensar la pérdida de líquido, el gato afectado desarrolla una marcada polidipsia con un gran aumento de la ingesta de agua. En muchos casos, los propietarios notan que su gato bebe cantidades inusualmente grandes de agua y visita la bandeja sanitaria con una frecuencia excepcional.

Al tratarse de una enfermedad crónica, los síntomas de deshidratación pueden aparecer a largo plazo, sobre todo si el gato no consume suficiente agua. En casos graves, la pérdida prolongada de líquidos puede provocar debilidad, pérdida de peso y desequilibrios electrolíticos. Sin embargo, a diferencia de la diabetes mellitus, no hay niveles elevados de azúcar en sangre y los síntomas típicos como el aumento del apetito o la cetoacidosis están ausentes.

El diagnóstico de la diabetes insípida felina requiere un cuidadoso diagnóstico diferencial, ya que muchas otras enfermedades como la enfermedad renal crónica , el hipertiroidismo o la diabetes mellitus también pueden asociarse a polidipsia y poliuria. En la mayoría de los casos, la medición de la osmolaridad de la orina muestra una muestra de orina muy diluida con un peso específico bajo, lo que puede ser un indicio inicial de la enfermedad. Para comprobar la capacidad de los riñones para concentrar la orina, puede realizarse una prueba de privación de agua. Consiste en reducir la ingesta de agua del gato de forma controlada mientras se analizan regularmente muestras de orina. Los gatos con diabetes insípida no muestran un aumento significativo de la osmolaridad de la orina incluso cuando están deshidratados. Para diferenciar entre diabetes insípida central y nefrogénica, puede realizarse una prueba de estimulación de ADH en la que se administra vasopresina sintética. Una mejora de la concentración urinaria indica el tipo central, mientras que la falta de respuesta indica una resistencia periférica.

El tratamiento depende de la causa subyacente de la enfermedad. En la diabetes insípida central, la administración de desmopresina , un análogo sintético de la ADH, puede controlar eficazmente los síntomas al promover la reabsorción de agua en los riñones . El fármaco puede administrarse como gotas nasales o en forma de colirio y permite a los gatos afectados disfrutar de una calidad de vida en gran medida normal. En cambio, en la diabetes insípida nefrogénica, el tratamiento es más difícil, ya que la resistencia subyacente a la ADH no puede compensarse directamente con la sustitución hormonal. En estos casos, el tratamiento específico de la enfermedad subyacente, como la corrección de los desequilibrios electrolíticos o el tratamiento de la insuficiencia renal, puede mejorar los síntomas. Una dieta baja en sal y la administración de ciertos diuréticos como la hidroclorotiazida pueden ayudar a reducir la pérdida de agua modulando la función renal.

El pronóstico de la diabetes insípida felina depende de la forma y la causa tratable de la enfermedad. Los gatos con diabetes insípida central suelen responder bien al tratamiento con desmopresina y pueden llevar una vida normal, mientras que el tipo nefrogénico supone un reto a largo plazo. El diagnóstico precoz y el tratamiento adecuado son cruciales para evitar la deshidratación y las complicaciones secundarias y para garantizar la calidad de vida del gato afectado a largo plazo.

6.2 Enfermedad de Addison (insuficiencia cortical suprarrenal)

La enfermedad de Addison, también conocida como insuficiencia cortical suprarrenal, es un trastorno hormonal raro pero grave causado por una producción insuficiente de glucocorticoides y mineralocorticoides en la corteza suprarrenal. Estas hormonas son esenciales para la regulación del metabolismo, el equilibrio electrolítico e hídrico y la respuesta al estrés. Una deficiencia puede provocar diversos síntomas inespecíficos y, si no se trata, puede desencadenar crisis de Addison potencialmente mortales.

La enfermedad se produce cuando la corteza suprarrenal ya no es capaz de producir suficiente cortisol y aldosterona. El cortisol es un glucocorticoide que desempeña un papel fundamental en el metabolismo energético, la gestión del estrés y la regulación de los procesos inflamatorios. La aldosterona es un mineralocorticoide y se encarga de controlar el equilibrio de sodio y potasio regulando la reabsorción de sodio y agua en los riñones . Una deficiencia de aldosterona provoca una pérdida excesiva de sodio y agua, así como una peligrosa acumulación de potasio en la sangre, lo que puede tener graves efectos sobre la circulación y la función cardiaca.

La causa de la enfermedad de Addison en gatos no siempre puede determinarse con claridad. En la mayoría de los casos, existe una insuficiencia cortical suprarrenal primaria , que puede estar causada por la destrucción autoinmune del tejido suprarrenal o por una inflamación crónica. Con menor frecuencia se produce una forma secundaria, causada por una estimulación insuficiente de la corteza suprarrenal como resultado de un defecto hipofisario. Los procesos traumáticos, infecciosos o neoplásicos que afectan a la hipófisis o al hipotálamo pueden provocar una menor secreción de la hormona adrenocorticotrópica (ACTH), que normalmente estimula la producción de cortisol en la corteza suprarrenal.

Los síntomas clínicos de la enfermedad de Addison suelen ser inespecíficos y desarrollarse gradualmente, lo que dificulta el diagnóstico. Los gatos pueden mostrar periodos intermitentes de letargo, pérdida de apetito y pérdida de peso durante un largo periodo de tiempo. A menudo aparecen síntomas gastrointestinales, como vómitos intermitentes y diarrea, que pueden confundirse con una enfermedad gastrointestinal crónica. La alteración de la regulación del equilibrio hídrico y electrolítico provoca un aumento de la bebida y de la excreción de orina. En algunos casos, pueden producirse ataques episódicos de debilidad, causados por una regulación inadecuada del azúcar en sangre o una reducción del flujo sanguíneo a los órganos.

Una crisis aguda de Addison es una emergencia potencialmente mortal y se caracteriza por hipotensión grave, fallo circulatorio, deshidratación y alteraciones electrolíticas. Los gatos en crisis de Addison se muestran muy letárgicos, pueden colapsar y mostrar síntomas neurológicos graves como debilidad muscular, temblores o convulsiones. La peligrosa hiperpotasemia causada por un déficit de aldosterona puede provocar una arritmia cardiaca potencialmente mortal, que se manifiesta con bradicardia y arritmias. Sin tratamiento inmediato, una crisis addisoniana puede ser mortal.

El diagnóstico de la enfermedad de Addison se basa en una combinación de examen clínico, análisis de sangre y pruebas de la función endocrina. Los valores sanguíneos suelen mostrar hiponatremia en combinación con hiperpotasemia, lo que es un fuerte indicio de insuficiencia cortical suprarrenal. Otras anomalías son la hipoglucemia, la azotemia y la anemia normocítica no regenerativa. La prueba de estimulación con ACTH se considera el patrón oro para el diagnóstico y mide la capacidad de la corteza suprarrenal para responder a la administración de ACTH con un aumento de la producción de cortisol. En gatos con enfermedad de Addison, esta respuesta está ausente o muy reducida.

El tratamiento de la enfermedad de Addison requiere una terapia hormonal sustitutiva de por vida para reponer los glucocorticoides y mineralocorticoides que faltan. Los gatos con una forma primaria de la enfermedad requieren una terapia de sustitución con un mineralocorticoide sintético como el pivalato de desoxicortona (DOCP) o la fludrocortisona para estabilizar el equilibrio de sodio y potasio. Además, deben administrarse regularmente glucocorticoides como la prednisolona, especialmente en situaciones de estrés, ya que los gatos afectados son incapaces de producir cantidades suficientes de cortisol por sí mismos.

En una crisis aguda de Addison, se requiere un tratamiento médico intensivo inmediato. La circulación se estabiliza mediante fluidoterapia intravenosa con solución salina isotónica para corregir la deshidratación y elevar el nivel de sodio. La corrección específica de la hiperpotasemia es esencial, ya que una sobrecarga grave de potasio puede provocar arritmias potencialmente mortales. Esto puede conseguirse administrando gluconato cálcico, infusiones de glucosa-insulina o bicarbonato sódico. Además, deben administrarse dosis elevadas de glucocorticoides para compensar la falta de producción de cortisol y paliar las consecuencias sistémicas de la disfunción endocrina.

El pronóstico de los gatos con enfermedad de Addison es bueno con un diagnóstico precoz y un tratamiento coherente. El control regular de los niveles de electrolitos y de los parámetros hormonales es esencial para personalizar la terapia y evitar complicaciones a largo plazo. Los gatos que se adaptan bien a la terapia hormonal sustitutiva pueden tener una esperanza de vida normal, pero requieren una estrecha supervisión médica para prevenir crisis agudas. El tratamiento a largo plazo requiere una coordinación precisa de la medicación, ya que tanto una deficiencia como una sobredosis de sustancias hormonales sustitutivas pueden provocar problemas de salud.

7. Enfermedades autoinmunes y del sistema inmunitario

7.1 Lupus eritematoso sistémico felino

El lupus eritematoso sistémico (LES) felino es una enfermedad autoinmune rara pero grave que se caracteriza por una respuesta inmunitaria mal dirigida. El sistema inmunitario ataca las estructuras del propio cuerpo, lo que provoca una reacción inflamatoria crónica en varios órganos. Dado que la enfermedad puede afectar a múltiples sistemas orgánicos y se asocia a una variedad de síntomas inespecíficos, supone un reto diagnóstico. La causa exacta del LES felino no se conoce del todo, pero se cree que la predisposición genética, los factores ambientales y posiblemente las infecciones contribuyen al desarrollo de la enfermedad.

Los mecanismos fisiopatológicos del LES se basan en la formación de autoanticuerpos dirigidos contra los componentes celulares del propio organismo. Estos anticuerpos se unen a estructuras celulares y forman inmunocomplejos que se depositan en los tejidos y desencadenan procesos inflamatorios. La piel, las articulaciones, los riñones y el hemograma suelen verse especialmente afectados. Los daños en estos órganos pueden dar lugar a una amplia gama de manifestaciones clínicas, lo que dificulta el diagnóstico.

Los gatos con LES suelen presentar síntomas generales inespecíficos como fiebre intermitente, letargo y pérdida de apetito. Estos síntomas suelen presentarse en episodios, con fases de deterioro clínico que alternan con intervalos libres de síntomas. La naturaleza sistémica de la enfermedad puede manifestarse en una amplia variedad de órganos, siendo la piel, las articulaciones, los riñones y el sistema hematopoyético los más frecuentemente afectados.

Las manifestaciones dermatológicas suelen ser uno de los primeros signos de la enfermedad. Los gatos con LES suelen desarrollar lesiones cutáneas escamosas, eritematosas o ulcerosas que suelen aparecer en la cara, las orejas o las patas. Estas lesiones pueden empeorar con la exposición a la luz solar, lo que sugiere una respuesta inmunitaria inducida por la luz. También pueden producirse infecciones bacterianas secundarias, ya que la barrera cutánea dañada es más susceptible a la colonización microbiana.

Otra manifestación clínica común es la poliartritis inmunomediada, que se caracteriza por la afectación inflamatoria de las articulaciones. Los gatos con esta forma de LES muestran cojera, inflamación articular y dolor, que aparecen de forma episódica y pueden desaparecer espontáneamente. El líquido sinovial suele mostrar un recuento celular aumentado, con predominio de granulocitos neutrófilos, lo que indica una reacción inflamatoria inmunológica.

La afectación renal es una de las complicaciones más graves del LES felino. El depósito de inmunocomplejos en los glomérulos conduce a una glomerulonefritis, que puede manifestarse con proteinuria, edema e insuficiencia renal progresiva. Dado que la enfermedad renal crónica también puede aparecer independientemente del LES, se requieren diagnósticos específicos para identificar una enfermedad autoinmune como causa del daño renal.

También se encuentran con frecuencia anomalías hematológicas en gatos con LES. La anemia hemolítica autoinmune o la púrpura trombocitopénica pueden producirse cuando el sistema inmunitario destruye eritrocitos o trombocitos. Estos cambios en el recuento sanguíneo pueden provocar palidez de las mucosas, hemorragias espontáneas o una mayor tendencia a los hematomas.

El diagnóstico del LES felino requiere una cuidadosa combinación de examen clínico, pruebas de laboratorio y pruebas inmunológicas específicas. Como los síntomas pueden variar mucho, el diagnóstico suele basarse en la detección de varios rasgos característicos de la enfermedad. Las pruebas serológicas para detectar anticuerpos antinucleares (ANA) se consideran un criterio diagnóstico importante, ya que indican una desregulación del sistema inmunitario. Un análisis del líquido articular puede confirmar procesos inflamatorios, mientras que una biopsia renal puede aportar pruebas histológicas de una glomerulonefritis asociada al lupus. Los exámenes hematológicos suelen mostrar anemia regenerativa o no regenerativa, así como un aumento del número de leucocitos o autoanticuerpos contra las células sanguíneas.

El tratamiento del LES felino se centra en suprimir la respuesta inmunitaria excesiva y aliviar los síntomas clínicos. Los glucocorticoides, como la prednisolona, son el pilar del tratamiento, ya que amortiguan la respuesta autoinmune y reducen los procesos inflamatorios. En casos graves, pueden ser necesarios inmunosupresores adicionales como la ciclosporina o el micofenolato mofetilo para controlar la actividad de la enfermedad. Es necesario un seguimiento estrecho para reconocer los efectos secundarios del tratamiento inmunosupresor en una fase temprana. Para mejorar la calidad de vida de los gatos afectados pueden ser necesarias medidas de apoyo como dietas que no afecten al riñón o analgésicos para reducir el dolor.

El pronóstico del LES felino es variable y depende de la gravedad de la afectación orgánica y de la respuesta individual al tratamiento. Mientras que algunos gatos responden bien a las medidas inmunosupresoras y es posible el control de la enfermedad a largo plazo, el daño renal progresivo o la anemia hemolítica grave pueden empeorar significativamente el pronóstico. El diagnóstico precoz y un tratamiento constante son cruciales para ralentizar la progresión de la enfermedad y prolongar la esperanza de vida de los gatos afectados.

7.2 Complejo de granuloma eosinofílico (formas raras)

El complejo de granuloma eosinofílico es una enfermedad inflamatoria de la piel que se da en gatos y se caracteriza por una respuesta inmunitaria excesiva en la que intervienen granulocitos eosinofílicos. Aunque las formas típicas de la enfermedad - úlcera eosinofílica, placa eosinofílica y granuloma eosinofílico - están bien descritas, existen subtipos raros que pueden suponer un reto diagnóstico y deben diferenciarse de otras enfermedades dermatológicas o sistémicas.

La patogénesis del complejo de granuloma eosinofílico se basa en una respuesta inmunitaria mal dirigida, que suele producirse como reacción a alérgenos o antígenos parasitarios. Los granulocitos eosinófilos desempeñan un papel central en el desarrollo de las lesiones, ya que se activan por estímulos inmunológicos y liberan mediadores proinflamatorios que provocan daños tisulares. Mientras que las formas comunes del complejo de granuloma eosinofílico afectan principalmente a la piel y las mucosas, las variantes raras de la enfermedad también pueden tener localizaciones inusuales o estar asociadas a características histológicas atípicas.

Un subtipo poco frecuente es el granuloma eosinofílico oral atípico, que afecta principalmente a la lengua, el paladar duro o las encías y puede asociarse a ulceración crónica y dolorosa. El aspecto de estas lesiones es similar al de otras estomatitis ulcerosas, por lo que a menudo se confunden con infecciones víricas como el calicivirus felino o enfermedades autoinmunes como el complejo pénfigo felino. Los gatos afectados muestran un aumento de la salivación, pérdida de apetito y dolor al comer. El diagnóstico se realiza mediante un examen citológico o histopatológico, que revela una infiltración masiva con granulocitos eosinófilos y necrosis del colágeno.

Otra variante poco frecuente es el granuloma eosinofílico diseminado, que no se limita a la piel sino que también puede mostrar manifestaciones sistémicas. Esta forma se da principalmente en gatos jóvenes y se caracteriza por múltiples lesiones cutáneas nodulares en diferentes partes del cuerpo. En algunos casos, también se ven afectadas capas de tejido más profundas, como la musculatura o las estructuras subcutáneas, lo que puede dar lugar a nódulos gruesos palpables o hinchazones. Esta forma diseminada puede confundirse con otras enfermedades granulomatosas como las micobacteriosis o las infecciones fúngicas, por lo que se requiere un diagnóstico específico.

Un subtipo particularmente inusual es el granuloma eosinofílico de las almohadillas de las patas, en el que se desarrollan lesiones ulcerosas y dolorosas en las patas. Esta variante puede confundirse con enfermedades pododermáticas como la pododermatitis plasmática y a menudo provoca cojera o una excesiva actividad de lamido de las patas afectadas. Los cambios inflamatorios se caracterizan histológicamente por infiltración eosinofílica y destrucción tisular crónica.

Una manifestación sistémica poco frecuente es el granuloma eosinofílico con afectación pulmonar, en el que los infiltrados eosinofílicos en los pulmones pueden provocar tos crónica, disnea u obstrucción bronquial. Esta forma es difícil de diagnosticar, ya que puede confundirse clínicamente con otras enfermedades de las vías respiratorias, como el asma o la neumonía infecciosa. El diagnóstico requiere un lavado broncoalveolar o una biopsia dirigida de las zonas pulmonares afectadas para detectar la reacción inflamatoria eosinofílica característica.

El tratamiento de las formas raras del complejo del granuloma eosinofílico depende de la reacción inmunitaria subyacente. Como suele haber una causa alérgica, el primer paso es identificar y eliminar los posibles desencadenantes, como los alérgenos alimentarios o ambientales. Los glucocorticoides son el pilar del tratamiento, ya que pueden suprimir eficazmente la respuesta inmunitaria excesiva. En los casos resistentes a la terapia, también pueden utilizarse otros inmunosupresores como la ciclosporina o los antihistamínicos para controlar los procesos inflamatorios.

El pronóstico depende de la localización y gravedad de la enfermedad. Mientras que las formas cutáneas suelen responder bien al tratamiento inmunosupresor, las manifestaciones sistémicas o la afectación oral pueden requerir un tratamiento a largo plazo. El diagnóstico precoz y el tratamiento específico son cruciales para evitar complicaciones y mejorar la calidad de vida de los gatos afectados.

8. Enfermedades cutáneas y tumorales raras

8.1 Linfomas epiteliotrópicos de células T felinos

El linfoma epiteliotrópico felino de células T es una enfermedad neoplásica de la piel poco frecuente pero agresiva que se caracteriza por la transformación maligna de linfocitos T. Esta forma de linfoma pertenece al grupo de los linfomas cutáneos y tiene especial afinidad por las estructuras epiteliales de la piel y las mucosas. La enfermedad suele desarrollarse gradualmente, pero muestra un deterioro progresivo que puede dar lugar a complicaciones sistémicas graves si no se trata.

La causa exacta del linfoma epiteliotrópico de células T felino no se conoce del todo, pero se sospecha que la estimulación inmunológica crónica o las predisposiciones genéticas desempeñan un papel en la degeneración de los linfocitos T. Estas células malignas se infiltran en la epidermis, los folículos pilosos y las glándulas sebáceas, provocando una destrucción progresiva de la arquitectura de la piel. En una fase avanzada, el linfoma puede hacer metástasis y afectar a órganos internos, ganglios linfáticos o el sistema sanguíneo.

La presentación clínica es variada y suele comenzar con cambios dermatológicos inespecíficos. Los gatos afectados muestran inicialmente enrojecimiento, áreas de piel escamosa y pérdida de pelo, que a menudo se interpretan erróneamente como dermatosis alérgicas o inflamatorias . A medida que la enfermedad progresa, se desarrollan lesiones nodulares o en forma de placa, que pueden ulcerarse e infectarse secundariamente. Son especialmente características las heridas de difícil cicatrización que no responden a los tratamientos convencionales y aumentan lentamente de tamaño.

En algunos casos, el linfoma epiteliotrópico de células T puede mostrar una afectación cutánea generalizada, afectando a amplias zonas del cuerpo. Esta forma se asocia a picor intenso, engrosamiento de la piel y aumento de la descamación, lo que afecta significativamente al bienestar general del gato. Cuando hay afectación de las mucosas, suelen aparecer lesiones erosivas o ulcerosas en la boca, los párpados o la zona genital, que provocan dolor y disfunción.

El diagnóstico requiere un examen dermatológico exhaustivo, ya que los síntomas son inicialmente inespecíficos y pueden confundirse con enfermedades inflamatorias de la piel. El examen histopatológico de una biopsia cutánea es crucial para identificar los típicos infiltrados de linfocitos T malignos en la epidermis y la dermis. Los marcadores inmunohistoquímicos como el CD3 pueden ayudar a caracterizar las células neoplásicas como linfocitos T. Pueden ser necesarios procedimientos diagnósticos complementarios como la aspiración con aguja fina de los ganglios linfáticos o estudios de imagen para determinar la extensión de la enfermedad y la posible afectación sistémica.

El tratamiento del linfoma epiteliotrópico de células T felino es un reto, ya que se trata de una enfermedad neoplásica agresiva que suele tener una respuesta limitada a las medidas terapéuticas. El pilar de la terapia es la quimioterapia sistémica, que puede administrarse con fármacos como la lomustina o el clorambucil para suprimir la proliferación de células malignas. En algunos casos, puede considerarse la radioterapia, especialmente si las lesiones están confinadas a zonas concretas del cuerpo.

A menudo se utilizan corticosteroides para el tratamiento sintomático, ya que tienen un efecto antiinflamatorio y pueden ralentizar temporalmente la progresión de la enfermedad. A menudo son necesarias medidas de apoyo, como la terapia antibiótica para controlar las infecciones secundarias o la medicación analgésica, para mejorar la calidad de vida del gato afectado.

El pronóstico del linfoma epiteliotrópico de células T felino es de reservado a desfavorable, ya que la enfermedad es de naturaleza progresiva y a menudo recurre incluso con tratamiento. El tiempo de supervivencia varía en función de la respuesta al tratamiento, ya que algunos gatos permanecen estables durante varios meses o años, mientras que otros muestran una rápida progresión de la enfermedad a pesar del tratamiento intensivo. El diagnóstico precoz y el tratamiento personalizado pueden ayudar a mantener la calidad de vida del gato y ralentizar la progresión de la enfermedad.

8.2 Tumores de mastocitos en gatos (variantes raras y agresivas)

Los mastocitomas en gatos son enfermedades neoplásicas que se originan en los mastocitos y pueden aparecer en la piel o en órganos internos. Aunque la mayoría de los mastocitomas cutáneos en gatos son de naturaleza benigna, existen variantes agresivas poco frecuentes que se caracterizan por un crecimiento rápido, un comportamiento infiltrante y una mayor tendencia a la metástasis. Estas formas malignas suponen un reto diagnóstico y terapéutico, ya que se presentan de forma clínica diferente y a menudo sólo se reconocen en una fase avanzada.

Los mastocitos son células inmunitarias que desempeñan un papel fundamental en los procesos inflamatorios y las reacciones alérgicas. Contienen gránulos con sustancias bioactivas como histamina, heparina y diversos mediadores inflamatorios, que se liberan al activarse y pueden provocar una fuerte reacción local. La transformación neoplásica conduce a la proliferación incontrolada de estas células, lo que da lugar a cambios característicos de tipo tumoral. En los casos agresivos, aumenta la capacidad de degranulación de los mastocitos, lo que puede provocar síntomas sistémicos como enrojecimiento, hinchazón o incluso reacciones anafilactoides.

Los raros y agresivos mastocitomas de la piel suelen aparecer como bultos ulcerados de crecimiento rápido que pueden cambiar de tamaño. Algunos tumores parecen inicialmente inofensivos y luego aumentan de tamaño en poco tiempo, lo que puede ser indicio de una mayor proliferación celular y de una posible infiltración en el tejido circundante. La aparición de tumores en zonas funcionalmente sensibles como la cara, las orejas o las extremidades es especialmente problemática, ya que en estos casos la extirpación quirúrgica puede resultar difícil.

Los mastocitomas metastásicos tienen la capacidad de diseminarse a través del sistema sanguíneo o linfático y formar focos tumorales secundarios en otros órganos. Los lugares más frecuentes de metástasis son los ganglios linfáticos, el bazo, el hígado y, en raras ocasiones, la médula ósea. La afectación sistémica provoca síntomas inespecíficos como pérdida de peso, letargo o anemia, que sólo se manifiestan en una fase avanzada de la enfermedad. Las formas especialmente agresivas de mastocitoma pueden causar la denominada "mastocitosis", en la que se acumulan grandes cantidades de mastocitos en varios órganos y provocan disfunciones orgánicas.

El diagnóstico se basa en una combinación de examen clínico, aspiración con aguja fina y examen histopatológico de una muestra de tejido. Los exámenes citológicos suelen mostrar numerosas células granuladas con gránulos basófilos característicos, que se hacen visibles tras una tinción especial. La distinción definitiva entre una variante benigna o maligna se realiza mediante criterios histopatológicos como la atipia celular, el índice mitótico y el comportamiento invasivo. El análisis inmunohistoquímico también puede utilizarse para determinar marcadores pronósticos como el antígeno de proliferación Ki-67.

El tratamiento de los mastocitomas agresivos requiere una combinación de extirpación quirúrgica, quimioterapia y, en algunos casos, radioterapia. La resección quirúrgica completa con márgenes de seguridad suficientes es el paso terapéutico más importante para minimizar el riesgo de recidiva local. Los tumores infiltrantes o mal delimitados suelen requerir una resección ampliada o terapias adicionales para eliminar las células tumorales residuales. Los protocolos quimioterapéuticos con inhibidores de la tirosina cinasa como masitinib o Palladia pueden utilizarse en casos con metástasis o tumores inoperables, ya que inhiben específicamente el crecimiento de mastocitos neoplásicos.

El pronóstico depende de la agresividad del tumor, del grado de atipia celular y de la presencia de metástasis. Mientras que los mastocitomas cutáneos con una tasa de división celular baja y límites claros tienen un buen pronóstico, las variantes infiltrantes o metastásicas se asocian a una tasa de supervivencia más baja. El diagnóstico precoz y el tratamiento terapéutico integral son cruciales para prolongar la supervivencia y mantener la calidad de vida de los gatos afectados.

9. Enfermedades respiratorias y pulmonares

9.1 Neumonía proliferativa y necrotizante felina

La neumonía proliferativa y necrotizante felina es una forma rara y grave de neumonía , que se caracteriza por una proliferación tisular excesiva y una necrosis tisular extensa. La enfermedad afecta principalmente a los alvéolos pulmonares y los bronquios y provoca un deterioro progresivo de la función respiratoria. Debido a los síntomas iniciales inespecíficos y a la progresión a menudo rápida, esta enfermedad supone un reto diagnóstico y terapéutico.

La causa exacta de la neumonía proliferativa y necrotizante felina no se conoce del todo. Se supone que la enfermedad puede desencadenarse por una respuesta inmunitaria atípica o una infección por determinados patógenos. Patógenos como virus, bacterias u hongos podrían desempeñar un papel en el desarrollo de la enfermedad al desencadenar una respuesta inflamatoria excesiva y una reparación tisular descontrolada. En algunos casos, se cree que la enfermedad está asociada a procesos inflamatorios sistémicos o a una desregulación del sistema inmunitario.

Los mecanismos fisiopatológicos de la enfermedad se basan en una proliferación excesiva de neumocitos, que provocan un engrosamiento anormal de las paredes alveolares. Al mismo tiempo, se produce una necrosis pronunciada del tejido pulmonar, que puede perjudicar gravemente la captación de oxígeno. Estos cambios estructurales provocan una restricción creciente de la función pulmonar y una reducción de la elasticidad del tejido pulmonar. La disnea resultante puede empeorar rápidamente y provocar un suministro insuficiente de oxígeno a todo el organismo.

Los síntomas clínicos varían en función del curso y la fase de la enfermedad. En las primeras fases, los gatos afectados suelen mostrar signos inespecíficos como disminución de la actividad, pérdida de apetito y tos episódica. A medida que la enfermedad progresa, aparecen síntomas respiratorios más pronunciados, como aumento del esfuerzo respiratorio, respiración acelerada y pausas frecuentes en la respiración. Algunos gatos desarrollan cianosis, que se caracteriza por una coloración azulada de las membranas mucosas y es un signo de hipoxia grave. En casos graves, puede producirse una insuficiencia respiratoria generalizada, que puede ser potencialmente mortal.

El diagnóstico de la neumonía proliferativa y necrotizante felina requiere una combinación de examen clínico, técnicas de imagen y pruebas diagnósticas de laboratorio. La radiografía de tórax suele mostrar un sombreado difuso de los campos pulmonares, lo que indica una inflamación extensa y cambios tisulares. En algunos casos, una tomografía computarizada puede proporcionar una evaluación más detallada de la estructura pulmonar y ayudar a determinar la extensión de la proliferación y la necrosis. El lavado broncoalveolar puede utilizarse para obtener material celular para un examen citológico o microbiológico con el fin de identificar posibles agentes infecciosos. En casos poco claros, puede ser necesaria una biopsia pulmonar para detectar los cambios histopatológicos característicos.

El tratamiento de la neumonía proliferativa y necrotizante felina es difícil, ya que no existe una terapia estandarizada y el pronóstico depende en gran medida de la evolución de la enfermedad. Los principales objetivos del tratamiento son estabilizar la función respiratoria, controlar la respuesta inflamatoria y tratar cualquier infección de forma específica. La oxigenoterapia puede ser necesaria para mejorar el suministro de oxígeno, especialmente en casos de dificultad respiratoria grave. Pueden utilizarse antiinflamatorios como los glucocorticoides para reducir la respuesta inmunitaria excesiva, aunque la dosis debe ajustarse individualmente.

Si se detecta o sospecha una causa infecciosa, se administra una terapia antibiótica o antifúngica específica para eliminar la afectación bacteriana o micótica. Las medidas de apoyo, como la fluidoterapia y el tratamiento nutricional, son esenciales para estabilizar el estado general del gato. Sin embargo, en los casos avanzados con afectación pulmonar masiva, el pronóstico puede ser desfavorable, especialmente si existe daño tisular irreversible.

Las estrategias terapéuticas a largo plazo dependen de la respuesta del gato al tratamiento y de la progresión de la enfermedad. En algunos casos, puede ser necesario un tratamiento sintomático a largo plazo para mantener la función respiratoria el mayor tiempo posible. El pronóstico general sigue siendo reservado, ya que la enfermedad suele ser de naturaleza crónica y progresiva y puede ser mortal a pesar del tratamiento intensivo. El diagnóstico precoz y un enfoque multidisciplinar del tratamiento son cruciales para ofrecer las mejores oportunidades posibles de estabilizar la enfermedad.

10. Enfermedades cardiovasculares

10.1 Formas atípicas de miocardiopatía hipertrófica

La cardiomiopatía hipertrófica es la enfermedad cardiaca más común en gatos y se caracteriza por un engrosamiento anormal del músculo cardiaco, especialmente del ventrículo izquierdo. Aunque la forma clásica de la enfermedad está bien documentada, existen variantes raras y atípicas que difieren de la forma típica en su presentación, progresión y fisiopatología. Estas formas raras suelen ser difíciles de diagnosticar, ya que no siempre presentan los rasgos ecocardiográficos característicos de la miocardiopatía hipertrófica clásica y, en algunos casos, incluso pasan desapercibidas clínicamente hasta que aparecen complicaciones graves.

Una variante poco frecuente de la miocardiopatía hipertrófica es la miocardiopatía hipertrófica asimétrica, en la que el engrosamiento del músculo cardiaco se distribuye de forma desigual. Mientras que la forma clásica suele mostrar una hipertrofia concéntrica de todo el ventrículo izquierdo, esta variante puede dar lugar a un engrosamiento focal de determinadas secciones del miocardio, por ejemplo en la zona del tabique interventricular o en la pared libre del ventrículo izquierdo. Esta hipertrofia desigual puede dar lugar a marcadas diferencias en los efectos hemodinámicos, ya que algunas regiones del corazón se endurecen excesivamente mientras que otras siguen mostrando patrones de movimiento normales.

Otra forma atípica es la miocardiopatía hipertrófica obstructiva , en la que el engrosamiento del músculo cardiaco provoca un estrechamiento funcional del tracto de salida del ventrículo izquierdo. Este estrechamiento puede provocar un aumento notable de la presión en el ventrículo izquierdo y mermar significativamente la capacidad de eyección del corazón. En algunos casos, esta obstrucción es dinámica, lo que significa que aumenta bajo tensión o en situaciones de estrés. Los gatos afectados pueden desarrollar síntomas repentinos como síncope, dificultad respiratoria grave o colapso repentino.

Una forma especialmente rara de miocardiopatía hipertrófica es la variante restrictiva no obstructiva, en la que el engrosamiento del miocardio se acompaña de una disfunción diastólica grave. En esta variante, la función de bombeo sistólica suele mantenerse durante mucho tiempo, pero la fase de llenado del corazón está muy deteriorada. Esto conduce a un aumento de la presión en la aurícula izquierda, que puede aumentar progresivamente y, en última instancia, provocar congestión en los vasos pulmonares. Los gatos con esta forma a menudo sólo muestran síntomas como dificultad respiratoria, letargo y acumulación de líquido en la cavidad torácica en una fase avanzada.

Otra manifestación atípica es la denominada miocardiopatía hipertrófica inducida por taquicardia , en la que un aumento crónico de la frecuencia cardiaca, por ejemplo debido a arritmias persistentes o hipertiroidismo, provoca un engrosamiento secundario del miocardio. Esta forma difiere de la miocardiopatía hipertrófica primaria en que puede ser potencialmente reversible si se trata con éxito la causa subyacente. En algunos casos, la corrección precoz de la taquicardia puede conducir a una regresión parcial o completa de la hipertrofia miocárdica.

El diagnóstico de las formas atípicas de miocardiopatía hipertrófica es especialmente difícil, ya que los criterios diagnósticos habituales que se aplican a la forma clásica no siempre pueden aplicarse de forma fiable. La ecocardiografía es la principal herramienta diagnóstica para evaluar la estructura miocárdica y la función diastólica, pero es fácil pasar por alto patrones de engrosamiento irregulares o sutiles. Las técnicas de imagen complementarias, como la resonancia magnética, pueden ser útiles para analizar con más detalle los cambios estructurales. Los estudios electrocardiográficos y la monitorización Holter a largo plazo son esenciales para identificar posibles arritmias que puedan estar asociadas a estas variantes poco frecuentes.

El tratamiento de las formas atípicas de miocardiopatía hipertrófica debe adaptarse individualmente, ya que los efectos hemodinámicos pueden diferir considerablemente en función de la variante de la enfermedad. Mientras que los betabloqueantes o los antagonistas del calcio pueden usarse en las formas obstructivas para reducir la carga de presión ventricular izquierda, pueden ser contraproducentes en las variantes restrictivas. Los diuréticos son necesarios en gatos con síntomas congestivos graves para reducir la sobrecarga pulmonar, pero deben dosificarse con cuidado para evitar una deshidratación excesiva.

El pronóstico de las formas atípicas de miocardiopatía hipertrófica es variable y depende en gran medida del subtipo concreto, el estadio de la enfermedad y el control terapéutico de los síntomas. Mientras que algunas formas pueden estabilizarse mediante un tratamiento específico, otras variantes se asocian a una elevada morbilidad y a un riesgo significativo de eventos cardiacos súbitos. La detección precoz y la planificación diferenciada del tratamiento son esenciales para optimizar la calidad de vida de los gatos afectados y evitar complicaciones graves.

11. Enfermedades gastrointestinales y hepáticas

11.1 Enfermedad inflamatoria intestinal crónica (formas extremas)

Las enfermedades intestinales inflamatorias crónicas en gatos son un grupo de enfermedades gastrointestinales persistentes caracterizadas por una reacción inflamatoria persistente de la mucosa intestinal. Estas enfermedades son complejas y multifactoriales, y en ellas influyen la predisposición genética, la desregulación inmunológica, la disbiosis microbiana y los factores ambientales. Aunque muchos casos pueden controlarse con medidas dietéticas o medicinales, hay formas extremas que son resistentes a la terapia y pueden causar graves complicaciones.

La fisiopatología de estas enfermedades se basa en una respuesta inmunitaria desregulada del intestino a antígenos procedentes de los alimentos, el microbioma o el medio ambiente. En casos normales, una barrera intestinal intacta garantiza una respuesta inmunitaria controlada, pero en la enfermedad inflamatoria intestinal crónica se produce una activación excesiva del sistema inmunitario que conduce a una inflamación persistente. Esta inflamación puede afectar a diferentes capas de la pared intestinal e implicar tanto al intestino delgado como al grueso. En casos extremos, se desarrolla una fibrosis progresiva de la pared intestinal que provoca cambios estructurales, malabsorción y trastornos de la motilidad.

Los gatos con formas graves de enfermedad inflamatoria intestinal crónica suelen mostrar una combinación pronunciada de síntomas gastrointestinales, que pueden manifestarse en vómitos persistentes, diarrea crónica, pérdida de peso grave y periodos intermitentes de fiebre. En las formas especialmente agresivas, también aparecen síntomas sistémicos, como reducción de la masa muscular, inmunodeficiencia general y anemia como consecuencia de la absorción deficiente de nutrientes. La enfermedad puede evolucionar por episodios, con fases agudas de deterioro grave difíciles de estabilizar.

Un subtipo especialmente difícil de tratar es la enteritis linfoplasmocitaria , que se caracteriza por una infiltración masiva de linfocitos y células plasmáticas en la mucosa intestinal. Esta forma se asocia a menudo con graves daños en la barrera mucosa, lo que provoca un aumento de la permeabilidad y un alto riesgo de infecciones secundarias. En casos extremos, la inflamación crónica puede llevar a la destrucción completa de las vellosidades intestinales, lo que afecta significativamente a la capacidad de absorción de nutrientes.

Otra forma especialmente problemática es la gastroenteritis eosinofílica , causada por una acumulación excesiva de granulocitos eosinófilos en la mucosa intestinal. Estas células liberan mediadores altamente reactivos que pueden dañar aún más la mucosa y provocar reacciones de hipersensibilidad graves. Los gatos con esta forma de la enfermedad a menudo responden inadecuadamente a las terapias estándar, ya que la inflamación eosinofílica es difícil de controlar y se asocia a graves daños tisulares.

En casos raros, puede desarrollarse una enteritis granulomatosa, que se caracteriza histológicamente por una reacción inflamatoria granulomatosa con predominio de macrófagos. Esta forma es especialmente resistente al tratamiento, ya que los procesos inflamatorios suelen afectar a capas más profundas de la pared intestinal y favorecen la formación de cambios fibróticos. Las estenosis y el endurecimiento tisular resultantes pueden dificultar el tránsito intestinal y hacer necesaria una intervención quirúrgica.

El diagnóstico de estas formas extremas de enfermedad inflamatoria intestinal crónica requiere un estudio clínico y de laboratorio exhaustivo. Un análisis de sangre detallado puede proporcionar indicios de inflamación sistémica, desequilibrios electrolíticos o anemia, mientras que técnicas de imagen como la ecografía pueden identificar cambios estructurales en la pared intestinal. Sin embargo, el diagnóstico definitivo sólo puede hacerse mediante una biopsia endoscópica o quirúrgica, que permite un examen histopatológico preciso de los infiltrados inflamatorios.

El tratamiento de las enfermedades inflamatorias intestinales crónicas difíciles de tratar suele ser largo y requiere una estrategia multimodal personalizada. Aunque muchos gatos pueden estabilizarse con una combinación de dieta hipoalergénica, terapia inmunomoduladora y apoyo probiótico, las formas extremas suelen ser resistentes a las terapias estándar. En estos casos, deben utilizarse dosis altas de inmunosupresores como ciclosporina o micofenolato mofetilo para controlar los procesos inflamatorios. Los corticosteroides suelen administrarse en combinación con otros fármacos en los casos graves para amortiguar la respuesta inmunitaria y estabilizar la mucosa intestinal.

Los gatos con una forma avanzada de la enfermedad a menudo requieren un soporte nutricional intensivo, ya que la absorción de nutrientes puede verse gravemente afectada. En casos especialmente graves, puede ser necesaria la nutrición enteral o parenteral temporal para minimizar los efectos catabólicos de la enfermedad.

El pronóstico de estas formas extremas de enfermedad inflamatoria intestinal crónica es variable y depende en gran medida de la respuesta a la terapia. Mientras que algunos gatos pueden estabilizarse con cuidados médicos intensivos, otros casos son resistentes a la terapia y muestran un deterioro continuo a pesar de las amplias medidas de tratamiento. El diagnóstico precoz y un tratamiento consistente son cruciales para ralentizar la progresión de la enfermedad y mejorar la calidad de vida de los gatos afectados.

12. Enfermedades nefrológicas y urológicas

12.1 Enfermedades renales congénitas

Las enfermedades renales congénitas en gatos son un grupo heterogéneo de malformaciones genéticas que afectan a la estructura y función de los riñones desde el nacimiento. Estas enfermedades pueden manifestarse de diferentes maneras, desde cambios sutiles que sólo dan lugar a síntomas clínicos más adelante en la vida hasta defectos graves que conducen a una insuficiencia renal rápidamente progresiva a una edad temprana. Debido al papel esencial de los riñones en la filtración de productos metabólicos, la regulación del equilibrio de líquidos y electrolitos y la producción de hormonas, los defectos congénitos pueden tener importantes consecuencias para la salud.

Una de las enfermedades renales hereditarias más comunes en los gatos es la poliquistosis renal, que se da principalmente en gatos persas y razas afines. Esta enfermedad está causada por una mutación en el **gen PKD1**, que conduce a un mal funcionamiento de la proteína productora de policistina. Esto conduce al desarrollo de múltiples quistes llenos de líquido que se forman dentro del parénquima renal y desplazan el tejido funcional con el tiempo. Aunque muchos gatos inicialmente no muestran síntomas, la formación progresiva de quistes puede manifestarse en la mediana y avanzada edad en forma de enfermedad renal crónica, que se asocia con un aumento de la producción de orina, mayor sed, pérdida de peso y disminución del apetito.

Otra malformación congénita es la hipoplasia renal, en la que uno o ambos riñones no se desarrollan completamente. Esta anomalía da lugar a un número reducido de nefronas, lo que limita la capacidad de filtración del riñón desde el nacimiento. En los casos leves, la función renal restante puede ser suficiente para cumplir las funciones vitales, mientras que la hipoplasia grave puede provocar una insuficiencia renal terminal en los primeros meses de vida.

La nefropatía juvenil familiar es una enfermedad renal genética rara pero grave que se ha descrito en determinadas razas, como los gatos siameses y abisinios. Esta enfermedad provoca la fibrosis progresiva del tejido renal y la pérdida prematura de su función. Clínicamente, la nefropatía juvenil se manifiesta a una edad temprana, a menudo con signos de insuficiencia renal crónica como aumento de la bebida, aumento de la diuresis, deshidratación y disminución de la masa muscular.

La displasia renal es un trastorno del desarrollo poco frecuente pero grave en el que se altera la estructura arquitectónica normal del riñón. Durante el desarrollo embrionario se produce una diferenciación defectuosa de la nefrona, lo que da lugar a una disposición incorrecta de las estructuras renales. Estos defectos pueden producirse al azar o estar determinados genéticamente. En muchos casos, el deterioro resultante de la función renal conduce a una insuficiencia renal de aparición precoz, que sólo puede tratarse sintomáticamente.

Además de las malformaciones estructurales, existen defectos genéticos que afectan a la función tubular de los riñones. Un ejemplo es el síndrome de Fanconi, un raro trastorno hereditario caracterizado por una reabsorción defectuosa de aminoácidos, glucosa, fosfatos y electrolitos en los túbulos proximales. Esta disfunción provoca una pérdida crónica de agua y electrolitos, que puede dar lugar a síntomas como aumento de la sed, diuresis excesiva, debilidad muscular y trastornos del crecimiento.

El diagnóstico de la enfermedad renal congénita requiere una combinación de procedimientos clínicos, de diagnóstico de laboratorio y de diagnóstico por imagen. Un análisis de sangre suele mostrar niveles elevados de urea y creatinina, que indican un deterioro de la función renal. El análisis de orina puede proporcionar indicios de proteinuria, glucosuria o alteración de los niveles de electrolitos. Las ecografías son esenciales para identificar anomalías estructurales como quistes, displasia o hipoplasia. En determinados casos, pueden realizarse pruebas genéticas, especialmente en razas con predisposiciones genéticas conocidas, como la poliquistosis renal.

El tratamiento de las enfermedades renales congénitas es principalmente sintomático, ya que muchos de estos defectos no son reversibles. El objetivo del tratamiento es mantener la función renal el mayor tiempo posible y minimizar complicaciones como la deshidratación, los trastornos electrolíticos y la acidosis metabólica. Una dieta favorable para los riñones, con un contenido reducido de proteínas y fosfatos, puede ayudar a reducir la carga renal y ralentizar la progresión de la enfermedad. En estadios avanzados, pueden utilizarse fármacos como los inhibidores de la ECA para reducir la proteinuria o aglutinantes de fosfatos para controlar el metabolismo mineral.

El pronóstico de la enfermedad renal congénita varía mucho y depende del tipo y la gravedad del defecto. Mientras que algunos gatos con anomalías leves pueden vivir una vida normal, otros desarrollan insuficiencia renal terminal a una edad temprana , lo que requiere cuidados médicos continuos. El diagnóstico precoz y el seguimiento regular son cruciales para controlar la progresión de la enfermedad y mantener la calidad de vida de los gatos afectados el mayor tiempo posible.

13. Enfermedades relacionadas con el medio ambiente y las toxinas

13.1 Intoxicación por metales pesados

La intoxicación por metales pesados como el talio , el plomo y el zinc suponen una grave amenaza para los gatos, ya que estas sustancias tóxicas se encuentran en el medio ambiente, los productos domésticos y los materiales industriales y pueden ser ingeridas de forma involuntaria. Los efectos sobre el organismo son múltiples y afectan a numerosos sistemas orgánicos, como el sistema nervioso , los riñones , el aparato digestivo y el sistema hematológico. Debido a la acumulación gradual y a los síntomas a menudo inespecíficos, la intoxicación por metales pesados a menudo sólo se reconoce en una fase avanzada, lo que puede empeorar significativamente el pronóstico.

El talio es uno de los metales pesados más peligrosos para los gatos, ya que es extremadamente tóxico y causa graves daños sistémicos incluso en pequeñas cantidades. Históricamente, el talio se utilizaba en rodenticidas, insecticidas y procesos de fabricación de vidrio, pero está regulado o prohibido en muchos países debido a su elevada toxicidad. No obstante, puede encontrarse en edificios antiguos, suelos contaminados o residuos industriales. Suele ingerirse por vía oral a través de alimentos o agua contaminados, pero también es posible la exposición por inhalación. Tras su absorción, el talio se distribuye rápidamente por el organismo y se acumula en el tejido nervioso y renal. Las manifestaciones clínicas de la intoxicación por talio incluyen síntomas gastrointestinales como vómitos, diarrea sanguinolenta y dolor abdominal intenso, seguidos de déficits neurológicos como temblores musculares, ataxia, convulsiones y parálisis progresiva. En casos graves, puede producirse coma y fallo multiorgánico. El diagnóstico se realiza analizando muestras de sangre y orina para detectar niveles elevados de talio. El tratamiento es difícil, ya que no existe un antídoto específico. Las medidas de apoyo incluyen la administración de potasio, ya que una mayor concentración de potasio favorece la excreción renal de talio, y el uso de agentes quelantes como el azul de Prusia para fijar el metal en el intestino.

El plomo es otro metal pesado muy tóxico que se encuentra en pinturas, tuberías de agua viejas, pilas, munición y residuos industriales. Los gatos corren especial riesgo si lamen sustancias que contienen plomo o ingieren partículas contaminadas del ambiente. Tras su absorción, el plomo se distribuye en la sangre y se deposita preferentemente en huesos, riñones y tejido nervioso. Los síntomas clínicos suelen ser inespecíficos y se desarrollan gradualmente. Los primeros signos son molestias gastrointestinales como pérdida de apetito, vómitos y estreñimiento. A medida que la enfermedad progresa, aparecen síntomas neurológicos como temblores musculares, ataxia, convulsiones epileptiformes y cambios de comportamiento. La intoxicación crónica por plomo también puede provocar un trastorno hematológico, que se manifiesta como anemia regenerativa con inclusiones basófilas de glóbulos rojos y alteración de la síntesis de hemoglobina. El diagnóstico se realiza midiendo el contenido de plomo en la sangre y analizando muestras óseas o de orina. En algunos casos, las radiografías permiten visualizar depósitos de plomo característicos en los huesos. El tratamiento consiste en la eliminación inmediata de la fuente de plomo y la administración de agentes quelantes como el ácido dimercaptosuccínico o el EDTA cálcico para favorecer la excreción de plomo por vía renal. Las medidas de apoyo, como la fluidoterapia y el control de las convulsiones, son esenciales para estabilizar al animal.

La intoxicación por zinc se produce principalmente por la ingestión de objetos que lo contienen, como monedas, recubrimientos metálicos, pomadas o complementos alimenticios. Aunque el zinc es un oligoelemento esencial en pequeñas cantidades, una ingesta excesiva puede provocar efectos tóxicos. Tras su absorción, el zinc entra en el torrente sanguíneo y se acumula principalmente en el hígado, los riñones y el páncreas. La intoxicación aguda provoca trastornos gastrointestinales como vómitos, inapetencia y diarrea, mientras que la exposición crónica puede provocar una anemia hemolítica grave. La causa es el daño oxidativo de la membrana eritrocitaria, que provoca una mayor destrucción de los glóbulos rojos. Los gatos afectados muestran signos de anemia como palidez de las mucosas, taquicardia, debilidad e ictericia. El diagnóstico definitivo se realiza determinando el nivel de zinc en la sangre y mediante radiografías si hay cuerpos extraños metálicos en el tracto gastrointestinal. El tratamiento consiste en eliminar la fuente de zinc, mediante extracción endoscópica o quirúrgica, y administrar agentes quelantes para favorecer la excreción. En casos graves, puede ser necesaria una transfusión de sangre para compensar la falta de oxígeno causada por la anemia hemolítica.

El pronóstico de la intoxicación por metales pesados depende en gran medida de la cantidad ingerida, la duración de la exposición y la rapidez de la intervención terapéutica. Aunque la detección y el tratamiento precoces pueden mejorar significativamente las posibilidades de supervivencia, los casos avanzados de intoxicación suelen asociarse a un mal pronóstico, sobre todo si se han producido daños neurológicos u orgánicos irreversibles. Las medidas preventivas, como la reducción de las fuentes potenciales de exposición, la monitorización medioambiental regular y el conocimiento de las sustancias tóxicas en el hogar, son esenciales para evitar la intoxicación por metales pesados en los gatos.

14. Enfoques terapéuticos para enfermedades raras

14.1 Terapias estándar frente a experimentales.

La elección entre una terapia estándar y un tratamiento experimental para enfermedades felinas raras depende de varios factores, como la disponibilidad de opciones de tratamiento establecidas, la progresión de la enfermedad, las necesidades individuales del animal afectado y las posibilidades de éxito de la terapia innovadora. Mientras que las terapias estándar suelen basarse en muchos años de experiencia clínica y estudios validados científicamente, los tratamientos experimentales ofrecen a menudo la única esperanza para enfermedades para las que no existen fármacos eficaces o aprobados hasta la fecha.

Los tratamientos innovadores son útiles cuando no existe una terapia estándar, no es suficientemente eficaz o conlleva efectos secundarios graves. Es el caso, por ejemplo, de enfermedades genéticas, inmunológicas o neoplásicas en las que la medicación convencional o las intervenciones quirúrgicas no consiguen mejorar el pronóstico a largo plazo. Un ejemplo de ello es la terapia génica para trastornos metabólicos hereditarios o enfermedades degenerativas en las que la corrección selectiva de defectos genéticos podría proporcionar una cura permanente.

La decisión a favor de una terapia experimental también suele tomarse en el caso de enfermedades que progresan a pesar del tratamiento estándar intensivo o son resistentes a los fármacos convencionales. Esto se aplica en particular a los cánceres agresivos o a las enfermedades autoinmunes sistémicas, en las que las inmunoterapias dirigidas, los anticuerpos monoclonales o las vacunas tumorales pueden ofrecer mejores resultados terapéuticos que la quimioterapia convencional o los corticosteroides . Los beneficios de los tratamientos innovadores pueden reconsiderarse, sobre todo en pacientes con una gran variabilidad individual dentro de la progresión de la enfermedad, ya que los enfoques terapéuticos personalizados tienen el potencial de modular mecanismos específicos de la enfermedad con mayor eficacia.

Las terapias experimentales también pueden considerarse si las nuevas tecnologías muestran resultados iniciales prometedores y la relación riesgo-beneficio parece aceptable. Por ejemplo, los nuevos medicamentos antivirales contra la peritonitis infecciosa felina , una enfermedad que hasta hace poco se consideraba incurable, se utilizaron inicialmente de forma experimental y demostraron ser pioneros, por lo que ahora se están estandarizando cada vez más. El uso de la medicina regenerativa, incluida la terapia con células madre y la ingeniería de tejidos, también puede ser una opción de futuro para determinadas enfermedades inflamatorias o degenerativas, siempre que los primeros estudios arrojen resultados positivos.

La seguridad y la aceptabilidad ética de los tratamientos experimentales deben considerarse siempre cuidadosamente. Los limitados datos disponibles y los inciertos efectos a largo plazo de estas terapias pueden suponer un riesgo, por lo que deben utilizarse preferentemente en ensayos clínicos controlados o en centros de investigación especializados. En la aplicación práctica, es crucial que una terapia experimental no se elija como último recurso sin una aclaración exhaustiva, sino que se base en datos científicos sólidos para garantizar el beneficio potencial para el animal.

En última instancia, la decisión a favor de un tratamiento innovador es individual y debe tomarse en estrecha colaboración entre veterinarios, especialistas y propietarios. Factores como la calidad de vida, el estadio de la enfermedad, las alternativas disponibles y el estrés económico y emocional deben tenerse en cuenta para seleccionar la mejor opción de tratamiento posible para el animal afectado. El desarrollo continuo de nuevos métodos de tratamiento requiere una evaluación científica continua para que las terapias innovadoras puedan utilizarse de forma específica y responsable para tratar mejor las enfermedades felinas raras o incluso crear opciones curativas a largo plazo.

14.2 Terapia génica: oportunidades de futuro para la medicina felina

La terapia génica es uno de los avances más prometedores de la medicina moderna y ofrece nuevas posibilidades para el tratamiento de enfermedades genéticas en veterinaria. Mientras que hasta ahora los defectos genéticos de los gatos sólo se han tratado sintomáticamente o se han minimizado mediante estrategias de cría selectiva, la terapia génica abre la posibilidad de corregir las mutaciones causantes de enfermedades directamente a nivel molecular. En el futuro, este método innovador podría no sólo mejorar la calidad de vida de los gatos afectados, sino en algunos casos incluso proporcionar una cura permanente.

Los principios de la terapia génica se basan en la intervención selectiva en el genoma para reparar, sustituir o desactivar genes defectuosos o defectuosos. Para ello se utilizan diversas técnicas, como la inyección de genes funcionales mediante vectores virales, la edición directa de genes mediante tecnologías como el método CRISPR-Cas9 o el uso de mecanismos basados en el ARN para modular la expresión de genes defectuosos. La terapia génica puede llevarse a cabo tanto in vivo, donde el material genético se introduce directamente en el organismo, como ex vivo, donde las células se modifican genéticamente fuera del cuerpo y luego se transfieren de nuevo al paciente.

En medicina felina, la terapia génica es especialmente relevante para enfermedades metabólicas hereditarias, enfermedades neurodegenerativas y ciertas formas de cardiomiopatía. Un ejemplo es la poliquistosis renal, una enfermedad de herencia autosómica dominante que se da principalmente en gatos persas y razas afines y está causada por una mutación en el **gen PKD1**. Actualmente no hay terapias curativas para esta enfermedad, pero una intervención genética dirigida podría corregir la mutación y evitar la progresión de la formación de quistes.

Otro campo de aplicación potencial es el tratamiento de la atrofia progresiva de retina, una degeneración retiniana hereditaria que se da en varias razas de gatos y que conduce gradualmente a la ceguera. Los primeros enfoques experimentales en terapia génica de la retina muestran resultados prometedores, ya que pueden ralentizar o incluso prevenir la degeneración mediante correcciones genéticas selectivas. Podrían desarrollarse enfoques similares para ciertas formas de miocardiopatía hipertrófica, en la que mutaciones en genes que codifican proteínas estructurales del músculo cardíaco provocan un engrosamiento progresivo del miocardio.

Además de corregir defectos genéticos, la terapia génica también ofrece nuevas perspectivas en el tratamiento del cáncer y las enfermedades autoinmunes. En medicina humana, ya se han utilizado con éxito células inmunitarias modificadas genéticamente, conocidas como células CAR-T, para combatir la leucemia. Un principio similar podría utilizarse en veterinaria para activar específicamente el sistema inmunitario contra las células tumorales malignas. Las células inmunitarias modificadas genéticamente también podrían utilizarse para regular reacciones autoinmunitarias mal dirigidas en enfermedades como el lupus eritematoso sistémico o la enfermedad inflamatoria intestinal crónica.

A pesar de las prometedoras posibilidades, todavía existen retos considerables que han limitado hasta ahora la amplia aplicación de la terapia génica en la medicina felina. Uno de los mayores obstáculos es la administración precisa y segura de las modificaciones genéticas, especialmente cuando se trata de silenciar o editar genes de forma selectiva. Aunque los vectores virales se utilizan con eficacia para transferir material genético, conllevan el riesgo de respuestas inmunitarias inesperadas o eventos de inserción incontrolados que podrían dar lugar a cambios genéticos no deseados. Por lo tanto, para mejorar la aplicabilidad clínica es esencial disponer de sistemas de vectores seguros y eficaces.

Otro obstáculo es la estabilidad a largo plazo de las modificaciones genéticas. Mientras que algunas modificaciones genéticas permanecen permanentes, otras podrían debilitarse o ser eliminadas por los procesos naturales de regeneración celular, lo que significa que sería necesario repetir los tratamientos. Además, es necesario seleccionar cuidadosamente los genes diana para evitar efectos secundarios no deseados en otras funciones celulares.

Los aspectos éticos y económicos de la terapia génica también desempeñan un papel importante. Dado que las intervenciones genéticas aún no se utilizan ampliamente en medicina veterinaria, muchos de los proyectos de investigación actuales son costosos y se limitan a estudios experimentales. El coste del tratamiento de terapia génica podría representar una carga financiera significativa para los propietarios de animales, por lo que es necesario desarrollar modelos económicamente viables para establecer la terapia génica como una opción viable en la práctica veterinaria a largo plazo.

El desarrollo futuro de la terapia génica en medicina felina dependerá en gran medida de los resultados de nuevas investigaciones y de los avances tecnológicos. Con la optimización continua de los métodos de terapia génica, un mejor control de la seguridad y la eficacia, y la expansión de los ensayos clínicos, este innovador método de tratamiento podría desempeñar un papel cada vez más importante en el tratamiento de enfermedades genéticas en gatos en los próximos años. Aunque actualmente siguen existiendo muchos retos, los avances en la edición genética y la medicina de biología molecular ofrecen nuevas esperanzas para el tratamiento de enfermedades felinas anteriormente incurables.

15. El futuro del diagnóstico y tratamiento de las enfermedades felinas raras

15.1 Avances en genética y medicina personalizada

Los avances en genética y medicina personalizada pueden cambiar radicalmente el diagnóstico y tratamiento de las enfermedades felinas raras. Los nuevos métodos de pruebas genéticas permiten la identificación temprana de enfermedades hereditarias y predisposiciones, mientras que los enfoques terapéuticos personalizados permiten un tratamiento específico adaptado al perfil genético individual del gato afectado. Estos avances abren nuevas posibilidades para la prevención, el diagnóstico y el tratamiento de enfermedades que antes eran difíciles de tratar o incurables.

El diagnóstico genético ha avanzado considerablemente en los últimos años. Las modernas tecnologías de secuenciación, en particular la de próxima generación, permiten analizar detalladamente todo el genoma o regiones genéticas específicas con gran precisión y en un tiempo comparativamente breve. Este método se utiliza cada vez más para identificar mutaciones responsables de enfermedades hereditarias, como la poliquistosis renal, las atrofias progresivas de retina o ciertas formas de miocardiopatía hipertrófica. Las pruebas genéticas tempranas permiten identificar a los portadores de genes patógenos incluso antes de que aparezcan los síntomas clínicos, lo que posibilita una selección selectiva para reducir las enfermedades genéticas y una intervención terapéutica precoz.

Otro método innovador es el análisis dirigido de la expresión génica , que permite analizar la actividad de genes relevantes para la enfermedad en diversos tejidos. Este método es especialmente valioso para enfermedades complejas en las que influye una combinación de factores genéticos y ambientales, como los trastornos autoinmunes o metabólicos. Al comparar los perfiles de expresión génica de gatos sanos y enfermos, pueden identificarse nuevos biomarcadores de diagnóstico, lo que permite una detección más precisa y temprana de las enfermedades.

La medicina personalizada se basa en el reconocimiento de que las diferencias genéticas entre los individuos conducen a distintas progresiones de la enfermedad y tasas de respuesta al tratamiento. Mientras que las estrategias de tratamiento tradicionales suelen utilizar protocolos estandarizados para todos los pacientes, la medicina personalizada tiene en cuenta factores genéticos, metabólicos e inmunológicos individuales para desarrollar una terapia a medida. Este método tiene el potencial de aumentar la eficacia de los tratamientos, reducir los efectos secundarios y mejorar significativamente el pronóstico de muchas enfermedades.

Un ejemplo importante de enfoques terapéuticos personalizados en medicina felina es el tratamiento dirigido del cáncer. El análisis genético molecular de las células tumorales puede identificar mutaciones específicas responsables del crecimiento del tumor. A partir de estos hallazgos, se pueden desarrollar fármacos dirigidos que se adapten a la firma genética específica del tumor. Esta forma de terapia ya se utiliza con éxito en medicina humana y también podría desempeñar un papel cada vez más importante en la medicina veterinaria en el futuro.

La medicina personalizada también podría revolucionar el tratamiento de las enfermedades infecciosas. Las diferencias genéticas del sistema inmunitario influyen en la susceptibilidad individual a determinados patógenos, así como en la eficacia de las vacunas y los medicamentos antivirales. Analizando específicamente estos factores genéticos, en el futuro podrían desarrollarse planes de vacunación e inmunoterapias individuales que ofrezcan una protección optimizada.

Además de las terapias genéticas, la farmacogenética también desempeña un papel central en la medicina personalizada. Esta disciplina investiga cómo influyen las variaciones genéticas en la metabolización y el efecto de los fármacos. Ciertas mutaciones genéticas pueden hacer que un gato metabolice más rápido o más lento determinados fármacos, lo que influye en la eficacia terapéutica o en el riesgo de efectos secundarios. Las pruebas farmacogenéticas pueden utilizarse para ajustar individualmente la dosis ideal y minimizar el riesgo de reacciones adversas a los fármacos.

Otro campo de investigación prometedor es el uso de enfoques terapéuticos basados en el ARN, en los que las secuencias de ARN mensajero se modifican específicamente para regular la expresión de determinados genes relevantes para la enfermedad. Esta técnica podría desempeñar un papel importante en el futuro en el tratamiento de enfermedades genéticas, enfermedades inflamatorias o determinados trastornos metabólicos.

Por lo tanto, los avances en genética y medicina personalizada ofrecen perspectivas completamente nuevas para el diagnóstico y tratamiento de las enfermedades felinas raras. El desarrollo continuo de procedimientos de pruebas genéticas y la creciente disponibilidad de enfoques terapéuticos personalizados podrían, a largo plazo, ayudar a mejorar significativamente el pronóstico de enfermedades graves y permitir tratamientos individuales adaptados a los antecedentes genéticos del gato. Sin embargo, la integración de estas nuevas tecnologías en la práctica veterinaria requerirá más investigación, una mayor disponibilidad de procedimientos de diagnóstico especializados y una estrecha colaboración interdisciplinar entre genetistas, veterinarios e investigadores farmacéuticos.

Glosario

Deficiencia de aldosterona 103, 105
Enfermedades renales congénitas 136
Arritmias 28, 82, 105, 106, 129
Sonidos respiratorios 28
Problemas respiratorios 24
Autoanticuerpos 47, 61, 111
Enfermedad autoinmune 24, 59, 108, 110
análisis bioinformáticos 41
Biopsia 33, 37, 42, 44, 69, 76, 83, 114, 133
Plomo 140, 141
Recuento sanguíneo 34, 35
Británico de pelo corto 56
EEB 84, 87
Síndrome de Chediak-Higashi 53

Enfermedad inflamatoria intestinal crónica 131
Tomografía computarizada 19, 31, 93, 125
Coronavirus 67
Enfermedad de Creutzfeldt-Jakob 85
Desmopresina 102
Devon Rex 56
Diabetes mellitus 46, 99, 101
Diagnóstico diferencial 45, 46
Diagnósticos diferenciales 35, 42, 46
Disproteinemia 37
Electrolitos 36
Centros de inflamación 20
Gastroenteritis eosinofílica 132
complejo de granuloma eosinofílico 112
Enfermedad de la piel 116

Eritrocitos 35, 56, 57, 77, 79, 110
Síndrome de Fanconi 138
felide Virus de la viruela bovina 24
diabetes insípida felina 99
disautonomía felina 88, 90, 91
Linfoma epiteliotrópico felino de células T 116
hiperekplexia felina 95
Peritonitis infecciosa felina 67, 145
parvovirus felino 81
Neumonía proliferativa y necrotizante felina 123
lupus eritematoso sistémico felino 59
encefalopatía espongiforme felina 32, 87
Lupus eritematoso sistémico felino 108
Gangliosidosis 50
Genética 18, 47, 151, 154
Diagnóstico genético 38, 40, 41, 66, 151
Terapia génica 52, 55, 66, 144, 147, 148, 149, 150

Análisis de la expresión génica específica 152
Enfermedad cutánea 112
Soplo cardíaco 28, 75
Histopatología 42, 44
Histoplasmosis 23, 70, 71
Técnicas de alta resolución 19
Secuenciación de alto rendimiento 19
Tecnologías de secuenciación de alto rendimiento 41
Análisis hormonal 36
Hipertensión 29, 96
Cardiomiopatía hipertrófica 40, 127, 128
Miocardiopatías hipertróficas 22
Hipoadrenocorticismo 25, 37, 46
Síndrome de hipoadrenocorticismo 25
Hipotensión 29, 63, 89, 105
neuropatía idiopática del trigémino 91
Enfermedades infecciosas 47

Insulinoma 37
Isoeritrólisis 56, 57
Enfermedades cardiovasculares 127
Enfermedad por arañazo de gato 74
Catarros 23
Síndrome de Key-Gaskell 88
Enfermedades de la médula ósea 35
Corticosteroides 94, 118, 134, 145
Enzimas hepáticas 36
Enfermedades hepáticas 131
Actividad de fuga 113
Neumonía 123
Ganglios linfáticos 28, 74, 116, 117, 120
Enteritis linfoplasmacelular 132
Enfermedades por almacenamiento lisosómico 49
enfermedad por almacenamiento lisosómico 32
Resonancia magnética 19, 32, 52, 68, 93, 129
Gatos Maine Coon 23

Tumores de mastocitos 119, 120, 121
Enfermedades metabólicas 25
Análisis genéticos moleculares 25, 37
Enfermedades monogenéticas 40
Enfermedad de Addison 103, 104, 105, 106
MRT 20, 30, 32, 33, 34, 93
Mucopolisacaridosis 50
Atrofia muscular 23, 64, 93
Enzimas musculares 36
Enfermedades musculares 63, 66
Miopatías 32, 63, 64, 65, 66
Glándulas suprarrenales 25
Hormonas suprarrenales 37
Insuficiencia cortical suprarrenal 103, 104, 105
Isoeritrolisis neonatal 56, 59
Sistema nervioso 16, 24, 28, 49, 51, 67, 72, 73, 84, 88, 90, 95, 140

Degeneración retiniana 148
Riñones 22, 24, 29, 33, 43, 60, 62, 99, 100, 101, 102, 103, 108, 109, 136, 137, 138, 139, 140, 141, 142
Enfermedades renales 33, 100, 101, 136, 138, 139
Insuficiencia renal 9, 10, 46, 60, 69, 102, 110, 136, 137, 138, 139
Valores renales 36
Oncología 31
Funciones de los órganos 35, 91
Osteopetrosis 30
Miocarditis parvovírica 82
Gatos persas 22, 136, 148
Medicina personalizada 152, 153
Almohadillas 113
Infecciones fúngicas 23, 70, 71, 72, 73, 113
Enfermedades poligénicas 40
Poliquistosis renal 22
Enfermedades priónicas 87
Ragdoll 40, 56

Gatos con pedigrí 19, 38, 56
Rickettsiosis 77, 78, 79, 80
Rayos X 20, 30, 31, 34, 90
Diagnóstico por rayos X 30
Hormonas tiroideas 36
Tecnología de secuenciación 18
Sonografía 20
Esfingolipidosis 50, 51
encefalopatía espongiforme 84, 87
Enfermedad de Startle 95
Trastornos metabólicos 15, 24, 49, 144, 154
Lupus eritematoso sistémico 24, 47
Talio 140
Termorregulación 29
Enfermedades tumorales 34, 36, 116
Ecografía 30, 33, 34, 90
Síntomas sistémicos inespecíficos 47
Análisis de orina 60, 138
Enfermedades urológicas 136
Intoxicación por metales pesados 140
Zinc 140, 142